北京针灸英才丛书

U0127897

针道启言

——针刀药并施临证体悟

王 凡 著

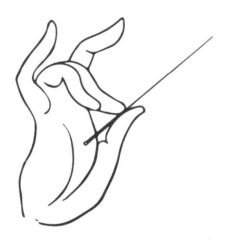

全国百佳图书出版单位

中国中医药出版社

·北 京·

图书在版编目（CIP）数据

针道卮言：针刀药并施临证体悟 / 王凡著 . — 北京：中国中医药出版社，
2023.11

（北京针灸英才丛书）

ISBN 978-7-5132-8426-4

Ⅰ . ①针… Ⅱ . ①王… Ⅲ . ①针灸疗法 Ⅳ . ① R245

中国国家版本馆 CIP 数据核字（2023）第 186331 号

中国中医药出版社出版

北京经济技术开发区科创十三街 31 号院二区 8 号楼

邮政编码 100176

传真 010-64405721

河北联合印务有限公司印刷

各地新华书店经销

开本 710×1000 1/16 印张 12.75 字数 201 千字

2023 年 11 月第 1 版 2023 年 11 月第 1 次印刷

书号 ISBN 978 - 7 - 5132 - 8426 - 4

定价 56.00 元

网址 www.cptcm.com

服 务 热 线 010-64405510

购 书 热 线 010-89535836

维 权 打 假 010-64405753

微信服务号 zgzyycbs

微商城网址 https://kdt.im/LIdUGr

官 方 微 博 http://e.weibo.com/cptcm

天猫旗舰店网址 https://zgzyycbs.tmall.com

内容简介

　　本书为作者从医 40 年的经验总结，全书分四部分。①医路回首：通过几个节点介绍，回顾了作者学医、行医、教学的医路历程和感悟，对后学有启发意义。②为医杂谈：介绍了作者在经典学习和临床实践中的心得体会，从中可窥作者的学术思想。③针道一得：是作者运用针灸和针刀疗法的经验总结，具有临床指导意义。④临证选粹：精选了 41 个临床病案，每个病案都有诊断思路和方法，以及案例分析，并根据病情的不同，分别采用单纯针灸、针药配合、针刀以及综合方法进行治疗，体现了作者的诊疗风格和特色。

《北京针灸英才丛书》编委会

丛书序言

有着 800 年建都历史的北京，以其特殊的历史地位和厚重的文化积淀造就了众多针灸名家。王乐亭、胡荫培、高凤桐、叶清心、杨甲三、程莘农、贺普仁、田从豁……这些德高望重的前辈，成为北京近现代针灸学术的代表人物，他们的学术思想和精湛医术推动了北京地区针灸事业的发展，在北京地区针灸史上留下了浓墨重彩的一笔。随着老一辈针灸人的逝去，北京针灸界能否延续昔日的辉煌，针灸疗法能否在现代科技日新月异、医疗方法不断推陈出新的形势下继续保持自己的优势，占据新的制高点，成为摆在北京针灸界面前的一道必答题。

可喜的是，在北京针灸学会的大旗下，聚集着一批意志坚定、目标明确、胸怀大志、勇于创新的中坚力量，他们学历高、有传承、懂科研、善临床，怀承上启下之使命，持一丝不苟之态度，秉敢打硬仗之作风，肩负着医疗、科研、教学及管理的多重任务，在继承创新、开拓进取的考试中交出了一份份较为满意的答卷。他们是首都针灸界新的中流砥柱，是北京针灸学术发展的推动力量。近年来，北京针灸学会在继承创新上做了大量的工作，继组织编写了总结老一辈针灸人的学术思想和临床经验的《北京针灸名家丛书》之后，又组织编写介绍北京针灸中坚力量的《北京针灸英才丛书》，通过这些杰出英才的成才历程、学术思想、临证心得及诊疗经验，可以窥见他们的德、道、法、术、技之一斑，对于针灸人才的培养、针灸队伍的建设起到了引领示范作用，同时也可向全国针灸同人展示北京针灸界的学术水平和人才现状，令人欣慰。

本套丛书的每一册都独具特色，说明各位作者不仅有扎实的理论基础，还有着独特的学术风格，这也反映出北京针灸学术的海纳百川、包容并蓄和推陈出新。希望在本套丛书的引领启发下，北京针灸界涌现出更多的"英才""优才"，这对于北京针灸界乃至整个中医界都是一件大好事，对于中医药更好地为广大人民群众的健康服务，为社会主义建设服务，对于早日建成小康社会大有裨益。

北京市中医管理局局长

北京中医药学会会长

2023 年 6 月 13 日

丛书前言

2010 年，北京针灸学会的针灸名家学术经验继承工作委员会成立了《北京针灸名家丛书》编委会，旨在通过发掘整理老一代针灸名家的学术思想和临床技艺，展示他们的学术价值和影响力，从而推动北京地区乃至全国针灸学术的发展。经过多年的努力，这套丛书已经出版了近 20 册，取得了良好的社会效益。

鉴于该套丛书的成功，2019 年 9 月，北京针灸学会和中国中医药出版社准备合作再推出一套《北京针灸英才丛书》。策划这套丛书立足于展示北京针灸界中坚力量的临证精华，以反映当今北京针灸的发展现状，推动北京针灸学术水平的提高和针灸事业的发展，并与《北京针灸名家丛书》形成前后呼应，以反映北京针灸临床的传承创新。本套丛书既是个人学术水平和临床诊疗能力的体现，也具有一定的示范引领作用。

与《北京针灸名家丛书》相比，本套丛书有如下特点：第一，本套丛书各分册均由医家本人亲自撰写，这些医家都是其所在单位的学术带头人或医疗骨干，且均为研究生导师，具有较高的理论水平和写作能力，能全面准确地阐述自己的学术观点和临床思路。第二，本套丛书的医家不仅具备较为扎实的传统医学功底，还具有一定的西医学理论知识，掌握一定的现代科技手段，因此本丛书的内容包含大量体现西医学知识和技术的创新观点及技术，更能体现时代特点。第三，由于本丛书医家大都学有师承，许多人是针灸名家的弟子，因此具有承上启下的优势。这使得本丛书不仅能够反映老一辈针灸名家的学术思想，而且有作者自己的心得体会，这对于北京针灸学术的传承和发展大有裨益。

北京的针灸事业不断发展，人才队伍不断壮大，俊才翘楚不断涌现，这也注定了本套丛书的编写非一日之力。我们在北京针灸学会的领导下，本着认真负责的态度，为入选的每位医家做好服务，保证将他们的学术思想和临床经验全面详细地展示出来，为北京针灸的发展贡献一份力量。

丛书编委会

2023 年 2 月 16 日

周 序

　　具有 800 年建都历史的帝王之都北京城，聚集着无数英才。昔皇宫内府帝王将相需要医学高手为之服务，各地人才来此一显身手就不言而喻了。帝都作为政治文化中心，医学教育资源十分雄厚，薪火相传代有人杰。中华人民共和国成立 70 多年来，北京地区的针灸临床、教学及科研等工作一直走在全国的前列，除了老一代针灸人筚路蓝缕、辛勤开拓，为北京地区针灸事业的发展打下了坚实的基础外，也与新一代针灸人的奋发崛起、勇担重任分不开。

　　王凡主任医师可谓新一代针灸人中的佼佼者。他是恢复高考后的第一批大学生，从事中医工作已 40 余年，从事针灸工作亦达 30 余年。他的临床、教学与科研工作齐头并进，可称得上"三栖专家"，在北京针灸界有一定的影响力，可谓新生代的翘楚。我和他相识于 2003 年，当时我参加了他在北京市中医药"125 人才"培养计划的毕业临床考核，发现他的临床诊疗水平和语言表达能力都很高，给我留下了深刻的印象。后来在中国针灸学会常务理事会的几次会议中，特别是他在担任北京针灸学会的北京针灸名家学术经验继承工作委员会主任委员后，我们的接触更多了。在他的领导和精心组织下，以他为主编出版的《北京针灸名家丛书》，是汇集了 10 多位北京针灸界名家的专辑，为全国针灸继承工作之首，同时使我对他的组织领导能力有了进一步的认识，他作为这个专业委员会的领导者功不可没。在此仅以我个人的名义向他及该委员会的全体成员致以衷心的谢意与祝贺。

　　近期北京针灸学会计划编写一套北京地区中年针灸专家的学术专辑——《北京针灸英才丛书》，这是北京针灸传承工作的又一重要举措。王凡主任医师也在编写计划入选之列，我认为他的入选实至名归，无论在临床、科研、教学还是学会工作上，他都做出了突出成绩，可以称得上是"英才"。该书不仅记载了他的成长经历，汇总了他发表过的诸多学术论文，还奉献了不少精彩案例，是一本全面介绍他的学术思想和临床经验的专书，也是他 40 年来从医经历的一次总结。相信本书定会引起读者的极大兴趣，也一定会对广大读者的针灸理论研究和临床思维有所启迪，故乐为之序。

第三、四、五批国家级老中医药
专家学术经验继承工作指导老师
首都国医名师

2023 年 10 月 8 日

自　序

　　余每览历代先贤成才之路，莫不为诸先贤砥砺其志探幽析微之精神所感动。细数诸先贤学医之发端，盖有如下几类：家传因袭学有根底者，如李时珍、傅青主；亲人亡逝有感而为者，如张仲景、李东垣；自身罹病奋然而作者，如皇甫谧、李梴；功名不就先儒后医者，如张元素、萧龙友。无端无由而从医者鲜焉。余则未尝有学医之志而从之四十余载，鲜之鲜也！

　　未尝有学医之志而从医，乃大环境使然；既从医而发奋努力，乃趣之所驱；既努力而小有收获，乃心之所得。昌黎先生有云"业精于勤荒于嬉，行成于思毁于随"，余积四十年之经验，深知此言不谬。余生而钝椎，悟道迟慢，既无江郎之才，亦乏相如之思。然知勤能补拙，笨鸟先飞。数十年来碌碌于晨钟暮鼓，惶惶于病黎安危，耽于典籍，如啖蔗饴，勤于临诊，乐此不疲。焚膏油以继晷，恒兀兀以穷年。逢疑难处辄穷原竟委，深入剖析，必厘清究竟而后已，稍有所获便欣欣然。愈学愈感岐黄之术之理奥趣深，嘉惠病黎，功侔造化，思迈裁成。愈觉此生为医乃天降大任，于是其心益笃，其志益坚，虽鬓秃齿落而痴心不改。

　　光阴荏苒，马齿徒增，今身虽退而业仍操，形虽老而心犹壮，闲暇之余，覃思既往，计较所得，付诸笔端，整理成册。是书所载乃余四十年学针所得，其中既有学医经历、为医杂谈，亦有临证感悟、病案拾粹，均发自心而成于文。既为己之自省，且为同道所飨，亦幸事也！唯才思不敏，孤陋寡闻，偏理舛误，在所难免，加之文笔粗糙，支离不伦，故名"卮言"。望爱吾者不吝赐教，多所斧正，则余感激不尽，叩首以谢！

王　凡

2023 年 10 月 16 日

目　录

第一章

医路回首

一、意外学中医

1. 突来好消息

1977 年注定是中华人民共和国教育史上一个应大书特书的年份，就在这一年，党中央决定恢复已经停止了 11 年的全国高等院校招生考试，以统一考试、择优录取的方式选拔人才上大学。我当时作为一名上山下乡知识青年，正在河北省张家口地区沽源县插队，听到恢复高考的消息怦然心动。多年的学习习惯使我放不下手中的书本，插队时带了一箱子书，劳动回来睡觉前总要看一看，幻想着有重返校园的一天，没想到真的有上大学的机会了！

当时大部分有意考试的知青都回城复习去了，我则因为担任大队团支部书记，有工作要做，所以暂时不能回去，只好在农村复习。当时对高考没有什么概念，也没有什么考试指南，有的只是高中课本，由于对历史比较感兴趣，所以报了文科，从 10 月份得到高考的消息到考试只有短短的 2 个月的时间。塞外的冬天十分寒冷，气温最低达到零下 30 多摄氏度，取暖的唯一办法就是烧热炕头，白天还好，晚上就只能点着煤油灯看书，第二天起来鼻孔都是黑的。条件虽然艰苦，但与上大学的希望相比算不了什么。就这样准备了两个月，1977 年 12 月 14 日一大早我赶到 10 公里以外的考场，参加了15、16 日两天的河北省统一高考。

2. 一念定终身

1978 年 2 月，大学录取通知书发下来了，当我捧着张家口医学专科学校的录取通知书时有点蒙，录取通知书上写着我被录取到了中医专业。这与我当初所报志愿一点不沾边，可能是那年文科录取比例较低，分数不够被调剂到了医学院校吧？从来没想过学医，更没想过学中医，这个学上还是不上呢？心里比较纠结，上吧，确实没有心理准备，也不知能不能学好；不上吧，机会难得，如果错过这次机会下次还有吗？家人当然希望我抓住这来之不易的机会。尽管有些不情愿，但我还是接受了这个现实。现在回想起来当初的决定是对的，当年全国考生 570 万，录取了 27.3 万，录取率仅为 4.75%。这在中华人民共和国史上都是空前绝后的，这么低录取率能考上已实属不易！

那年与我一同插队的知青有 20 人，考上大学的只有我一个，当时还有一个知青理科比较好，我劝他一起复习参加高考，但他有些爱面子，怕考不上面子上不好看，劝了几次无果，只好作罢。后来他随着知青返城当了一名普通工人直到退休。给我的启示是转变命运的机会不多，有则一定要抓住，否则它不会再来了。还有就是，机会是留给有准备的人的。

二、笨鸟需先行

1. 蒙头道上行

张家口医学专科学校是河北省属大学专科学校，始建于 1945 年，其前身是晋察冀军区白求恩卫生学校，1982 年经教育部批准升格为五年制本科院校，改名为张家口医学院，2003 年 9 月与张家口师范专科学校和张家口农业高等专科学院合并组建为河北北方学院。这是后话。学虽然上了，但中医于我确是懵然不知。

在我的印象中，中医的一些基本概念如阴阳五行是算命先生、风水先生、巫婆神汉之流常挂在嘴边的术语，总觉得中医与这些江湖上的行业比类，颇有滑稽之感，因此开始学习中医心里总觉得别别扭扭的。但是既然来了，就硬着头皮踏踏实实学吧，总不能带着这种情绪走完三年的大学历程吧！

那时教材匮乏，不像现在各种各样的教材和参考书一应俱全，当时我们用的教材有北京中医学院编的《中医学基础》、山东中医学院编的《中药方剂学（上、下册）》《中医内科学》和《中医妇科学》，都是"文革"期间编写的，书中还有很多政治内容，如毛主席语录。教材中的有些方剂名称都力图摆脱所谓"封建迷信"的色彩，如白虎汤改称石膏知母汤，大青龙汤改称麻黄石膏汤，戊己丸改称舒肝和脾丸，玉女煎改称养阴清胃煎等。专科学校也缺乏许多有名中医院校的大师级人物，有的老师是比我们高不了两届的工农兵学员。虽说学习条件一般，但我们对来之不易的学习机会相当珍惜，用如饥似渴来形容我们这些"文革"后第一批大学生对知识的渴望，用夜以继日、焚膏继晷来形容我们对时间的利用是再恰当不过的了。往往夜深了还有同学在教室中学习，走廊里、操场上到处都是背书的身影。记得儿时一个伙伴曾说过，当晚上路过我们学校，在外边街道上看着灯火通明的教学楼和教室里埋头学习的学生，心里就涌上一股羡慕之情。这就是当时我们的学习氛围，现在回想起来还十分留恋。

2. 舍得下笨功

学习没有捷径可走，中医也是一样，而且学中医还要求一个基本功就是背书。中医是中国传统文化的重要组成部分，古代医学经典浩如烟海、汗牛充栋，其内容文简意博，理奥趣深，要想记下来必须靠背诵。山东中医药大学张奇文教授说过：少年背书如以凿刻石，永生不忘；中年背书如以刀刻木，记忆不深；老年背书如以锥锥水，旋背旋忘。说得确实有道理。我上大学已经是22岁了，过了背书最佳时期，记忆力肯定不如少年时代了。但既已上了这条船，就没有退路可走，逆水行舟，不进则退，该背的东西必须要背，况且人的大脑还有无限潜力可挖。我资质愚钝，记性尤差，有如金庸小说《射雕英雄传》之郭靖，黄蓉一学即会的东西郭靖却要反复练习才得一二，降龙十八掌的一式他不知练了多少遍，连他师父都觉得他没有什么出息。但笨有笨的优势，由于反复记忆，不断复习，学过的东西永不会忘，真正成了自己的东西，到最后反比当时一背就会的人记住的东西更多，更牢靠。这是记忆力差的人由于担心记不住，便会在短时间内反复背诵，这正符合"艾宾浩斯记忆遗忘曲线"规律，在短时间内复习学过的知识较长时间后再复习所遗忘的内容要少得多，郭靖最后的功力深厚也与此有关。现在就要用笨方法，反复背，不求快，但求扎实，背到纯熟方止。

记忆方法分两种，一种是机械记忆，一种是联想记忆，两种方法各有长处。我的体会，就背中医典籍来说主要靠机械记忆，如同相声中的贯口，只有做到不假思索脱口而出，才敢说彻底记住了。此时联想记忆可协助你完成机械记忆，比如背古诗词，背得越多越容易背，因为前面背过的诗词会给你提示，帮助你更好地进行机械记忆。

上学期间背了大量的中医古典医籍，包括《黄帝内经》中的重要条文，《伤寒论》《金匮要略》《外感温热篇》《温病条辨》的全文，还有《濒湖脉学》中的七言部分、《汤头歌诀》等。记得没背经典之前听说张家口中医院的院长连《伤寒论》的序都能背下来，当时很羡慕，觉得很了不起，后来背了《伤寒论》才知道，原来序是最好背的。因为一般古医书序的文学色彩都很浓厚，辞藻华丽，对偶俳句很多，读起来朗朗上口，容易背诵。所以后来也背了不少古医籍的序，如《伤寒论·序》《脉经·序》《新修本草·序》《黄帝内经素问注·序》《本草纲目·原序》《温病条辨·序》等，直到现在我还能背诵其中的段落。

后来留校教书时，我也把这个经验传授给学生，我主讲《金匮要略》时，每次开讲前先拿出 10～15 分钟的时间指定同学背原文，背不下来就先站着听其他同学背。成为研究生导师后在面试研究生时我也让面试者背一段《灵枢·经脉》的经络原文，背不下来的不予考虑。因为会背的起码认真学习过经典，如果学针灸的连经脉循行都背不下来，那他的中医典籍熟练程度一定要打个大大的问号了。现在各学校都十分重视中医典籍的背诵，全国中医药院校的擂台赛，经典背诵也是其中重要的内容，说明背诵的基本功对于从事中医的人来说是何等的重要。

三、难忘研究生

1. 求学赴津门

在张家口医学院任教 5 年后，我于 1986 年 9 月考取了天津中医学院（现天津中医药大学）的研究生，跟天津名老中医曹一鸣教授学习针灸专业。曹一鸣教授生于 1915 年，师承于"广西派针法"传人罗哲初先生，提出"理法方穴术"的辨证论治体系，为指导针灸治疗奠定了理论基础。他擅长子午流注针法，从阎明广编撰的《子午流注针经》中发掘出了"养子时刻注穴法"，完善了子午流注针法的内容。他为我确定的研究方向是"子午流注纳子法"，在他的指导下，我对子午流注所包含的纳甲法、纳子法、养子时刻注穴法以及灵龟八法、飞腾八法的源流、取穴方法、临床及实验研究都进行了认真系统的学习，研究生期间就在国家级核心期刊《中医杂志》发表了综述文章。毕业后又陆续发表了数篇相关文章，并编写了《子午流注集萃》一书。因为有文科的功底，文笔尚好，字也还说得过去，所以有时会帮老师写一些材料。记得有一天已经很晚了，老师打着手电筒到研究生宿舍找我，让我去他家帮他写东西。那晚我一直写到凌晨1点多，师母专门给我做了夜宵，江浙风味的馄饨，非常好吃，现在还记忆犹新。

2. 研究赖徐师

由于曹一鸣教授年事已高（我入学时他已71岁），没有更多的精力和时间指导我们，就委托另一位徐汤苹老师来做我的实验指导。徐汤苹老师（1929—2018）1949年考入清华大学社会系，后转入生物系，1952年因清华大学取消生物系而转入北京大学生物系物理专业，1953年北京大学生物系本科毕业，同年开始攻读北京大学生物系研究生，师从中国著名生理学家赵以炳教授和苏联专家尼·菲·苏沃洛夫。徐汤苹老师学识渊博，自1981年来天津中医学院针灸系任教。他指导我做小白鼠胃酸昼夜分泌节律的实验观察。虽然他已经很长时间没有接触过实验研究了，但凭借着深厚的生理生物病理学基础功底，丰富的文献积累以及敏锐的洞察力，在实验设计、动物模型制作、消化液采集以及数据分析上都给了我颇有价值的指导。他会指点我从哪里入手、查哪些文献、找什么材料。每当遇到问题向他汇报时，他都会给我一些参考意见，与我共同讨论解决的办法，对我的课题研究帮助很大，使我顺利完成了实验和毕业论文，顺利通过了学位论文答辩。通过三年的研究生生活，我初步具备了做科研的三个基本功，即科研意识、科研素质和科研方法，为后来从事科研工作和指导研究生打下了基础。

3. 辛苦做实验

在研究中会遇到各种各样的问题，有的是你无法想象的，那时的实验条件比较差，要求研究生有很强的解决问题的能力，不仅要学会与自己研究内容有关的知识和操作技术，还要学会处理各方面的关系。我体会到，研究生学习的过程就是锻炼自己各方面能力的过程，从一开始动物的购买、饲养到最后的尸体处理都得自己动手，其中的辛苦自不待言。

记得那年开始做实验，当时是冬天，我买回小白鼠后分好组，准备喂养一段时间然后开始实验。有一天早上我查看小白鼠时发现少了2只，我以为分组不对或是鼠笼没关好，补充小鼠后仔细关好鼠笼。第二天发现又少了几只，检查鼠笼完好无损，笼门也关得很紧，我百思不得其解，不知道是哪儿出了问题。为了弄清楚原因，我决定在实验室过夜。那晚我裹着棉大衣和衣躺在实验台上，睡到半夜被一阵簌簌的响声吵醒了，起来开灯一看吓了我一大跳，只见一个鼠笼里几只小白鼠在啃食着一只自己的同类，那只惨死的小鼠只剩下了残肢断臂，再看其他鼠笼也有类似情况发生，这下我明白小鼠丢失的原因了，因为天气冷，小鼠体温低，所以它们只有残杀同类以获取热量。知道原因后，我就找了几个烤灯放到鼠笼旁，以后就再也没有发生类似的情况了。我体会到，遇到问题就要想方设法地解决它，不能回避，如果这次绕着走，下次又绕着走，就会形成惯性，总是绕着困难走，结果会一事无成。要知道，办法总比困难多。

四、艺多不压身

1. 初学推拿功

大学毕业后留校工作，学校让我讲授《推拿学》，并送我到石家庄中医院推拿科进修学习。石家庄中医院推拿科有几位老师是享誉全国的推拿大师李墨林的弟子，李墨林先生是河北省人，原任石家庄第三医院推拿科主任，是国家特级按摩大师。他自幼从父学按摩，其独创的"李氏按摩"以经络腧穴理论为指导，以辨证取穴为原则，具有"轻松自然、柔和舒展、稳健有序、取穴准确、透力适度"的特点。他和天津总医院的陶甫教授共同撰写的《李墨林按摩疗法》一书系统介绍了他的学术思想和临床经验。我在那里共学习了7个月，学到了李氏按摩的基本理论和操作技术。其中一位董凤林老师和我有一个共同的爱好——集邮，所以和他关系较为密切，向他学习也较多。记得一次一位母亲带着一个3岁左右的哭闹孩子来就诊，说孩子的胳膊抬不起来了，董凤林老师先问了一下原因，然后捉着孩子的前臂轻轻扭了一下说好了，再掏出一粒糖果让孩子拿，刚还在啼哭不止的孩子停止了哭闹，刚才还不敢动的胳膊居然抬了起来，孩子母亲高兴得连声道谢。我在旁边看得目瞪口呆，不知他是怎么做的。后来请教他才知道这是小儿桡骨小头半脱位，是儿童常见的一种关节损伤，中医正骨推拿对此病的复位手法具有手到病除立竿见影的效果。以后我也用这种方法治好了不少的患儿，但都是两手操作，他仅用一只手于不动声色之间迅疾复位的手法至今令我印象深刻。还有小儿髋关节半脱位（溜胯）的复位、腱鞘炎的挤压、踝关节腕关节扭伤治疗等手法，这些简单实用、安全有效的手法为我后来临床治疗运动系统疾病助力不小。

2. 方药不放松

因为我是第一批留校的 77 级毕业生，当时学校师资短缺，所以领导要求我们一人多能，除了《推拿学》，我还先后讲授过《中医学基础》《中医内科学》《中医儿科学》《中医妇科学》《针灸学》和《金匮要略》。虽然科目较多，但当时精力充沛，特别是有当教师的神圣感和责任感，总觉得要对得起这个职业，要对学生们负责，不能敷衍马虎，因此在教学上下了不少工夫。备课、设计授课内容和方式是教学的重要一环，如果按照现有的教材备课，照本宣科地讲课也很简单，但我想为学生提供更多的思路，教给他们更多的信息。因此在查阅大量资料的基础上认真撰写教案。20 世纪 80 年代还没有计算机，信息获取不像现在这样便捷，图书馆是获取资料的唯一场所，那时我没事就往图书馆跑，摘抄了大量的卡片。备课讲课的过程其实也是自我学习充实知识的过程，由于广泛学习了中医临床各科的知识，特别是中药方剂的使用，因而在后来的临床工作中能够准确辨证和灵活采用针灸、中药、按摩等不同的治疗方法解决不同的问题，大大提高了临床疗效和治愈率。

另外，我讲课注重形式和内容的统一，特别注重讲课的趣味性，总是用能够吸引学生的语言或案例来辅助授课内容，注意和学生互动，因此深受学生喜爱。后来在我离开学校上研究生之前中医系组织了一次问卷调查，我被评为最受欢迎的授课教师。

3. 西医也需通

病情多种多样，千变万化，如果不能掌握多种治疗方法就会对一些疾病束手无措，耽误或拖延病情。治病的方法有多种，各种方法都有自己的长处，也有相对的不足，只有多学新知识、新本领，才能做到胸中有数，临证不乱。作为中医，我们不应囿于传统狭隘的思维，只中不西。特别是一些疾病只靠中医是会误事的，曾经有一件事让我刻骨铭心。

这件事发生于 20 世纪 90 年代初我在护国寺中医院针灸科当住院医的时候，一天我在病房值夜班，一位男性老年中风患者突发癫痫，只见他双目紧闭，口吐白沫，四肢抽搐，我赶紧取针刺入人中穴，经手法操作症状缓解。没想到刚松了一口气患者癫痫又发，赶紧再刺人中，患者缓解，旋即又作，我没了办法只好请来二线医生，二线医生对此也束手无策，就这样我们眼睁睁地看着患者咽了气。第二天北大医院神经科的余宗颐教授来科里查房，我向他汇报此患者情况，余宗颐教授说这是癫痫持续状态，是一种很危险的情况，抢救方法其实也很简单，用 10mL 的安定静脉缓慢注射，待抽搐停止，将剩下的安定肌内注射就行了。如此简单的救命方法我竟懵然不知，只知道针刺人中，此招不灵便没了对策。我为自己知识浅薄未能挽救患者生命而深感惭愧与自责，决心一定要好好学习西医学知识，只要是临床有用的都要学。我除了在余宗颐教授查房讲课时认真听讲，虚心请教外，还利用转科的机会系统学习了心电图。后来又参加了北京市西城区卫生局（现西城区卫生健康委员会）举办的"西医急救学习班"，聆听了临床大家北大医院张树基教授和胡大一教授的课程；参加了由北大医院高素荣教授主办的"失语的诊断与鉴别诊断"学习班，对失语症有了较清晰的认识，并结合临床撰写发表了《浅谈针刺治疗失语症的几个问题》的论文。通过学习，掌握了一些常见病的西医诊断和治疗方法，临床受益匪浅，举两个例子。

1992 年我在护国寺中医院针灸科工作，一天早上我查完房后在医生办公室为患者下医嘱，一位中年人带着他母亲来找同科的另一位医生，说是他母亲早上起来右腿疼痛，行走无力，好像是中风了，问能否住院。那位医生说可以，说着便要开住院单。说者无意，听者有心，我曾听北京安贞医院血管外科的吴庆华主任讲课时讲过下肢动脉血栓，其中有一条诊断要点是下肢疼痛且温度低。想到此我便摸了摸患者的患肢，果然冰凉，于是提醒那位医生患者可能是下肢动脉血栓形成，应该请吴庆华主任来会诊。那位医生赶快给吴庆华主任打电话请求急会诊。吴庆华主任立刻赶来，经检查确认就是下肢动脉血栓形成，立即转往安贞医院血管外科，当天便进行手术取栓。由于治疗及时，患者的腿保住了。

还有一次是 2019 年，我在门诊出诊，一位患者由夫人陪着来看病，说是右膝关节痛，影响行走。因为他们夫妻后天要去泰国曼谷参加女儿的婚礼，飞机票都订好了，所以想请我给他快速止痛。在为他检查膝关节时我发现他右下肢无力，进一步做神经系统检查，高度怀疑中风。于是让他赶快查颅脑核磁，夫妻俩开始不相信，一方面是症状没有那么重，另一方面因为出国心切，心理上接受不了。我对他们讲了病情的严重性及后果，因为是初发，如果治疗不及时，还要乘飞机长途飞行，很容易加重病情，到那时再想治就晚了。他们听了我的劝告，立刻做了脑核磁，结果真是脑梗死。于是立即退机票，住院治疗，再配合我针灸，病情很快控制住了，经过一段时间治疗，患者行走自如。后来他女儿又在国内补办了一次婚礼，他挎着女儿的臂膀走在红地毯上，没人看得出他曾得过中风。

这两位患者之所以能得到及时的诊断与治疗，都得益于我的西医知识，如果没有西医知识，肯定会误诊。

4. 学习阻滞术

神经阻滞是在神经干、丛、节的周围注射局麻药，阻滞其冲动传导，使所支配的区域产生麻醉作用，以解除痉挛，缓解疼痛的一种方法，是现代麻醉学与疼痛学的常用技术，对各种神经系统及运动系统疾病有很好的治疗作用。我 2001 年参加过一期疼痛治疗学习班，初步学习了神经阻滞术，后来在临床治疗疼痛性疾病中与针刀、针灸等方法配合使用，取得了非常好的疗效。比如带状疱疹及其后遗神经痛，是中医临床较为棘手的一个疾病，特别是后遗神经痛是治疗难点。而神经阻滞疗法对其有很好的疗效。我临床接诊的此类患者大多都是有后遗神经痛的，而且有许多是经过各种中医方法治疗无效的。因为本病初发时绝大多数患者都去了皮肤科，皮肤科主要是治疗皮损，对于疼痛则没有什么好办法。我一般采用中药、针灸加神经阻滞三联疗法，均取得良好效果。

此外，我还学习了关节松动术，特别是学习了针刀疗法。我认为，不管中医方法还是西医方法，适合患者的方法就是好方法，能治好病就是好方法，就应拿来为我所用。这是我几十年临床实践的结论。

五、学习针刀术

1. 首学朱汉章

针刀是传统针具与现代手术刀结合的新型治疗工具，这是一个天才的发明，发明人是朱汉章先生，从 1976 年发明到现在，针刀走过了 40 多年的路程，40 多年来针刀疗法由小到大，星火燎原般发展起来，今天已成为中医高等院校的一门学科。之所以能有如此迅猛的发展态势，完全是凭借其良好的临床疗效，疗效是硬道理。

我接触针刀是在 1995 年，那时在马来西亚工作，买了朱汉章先生的《小针刀疗法》一书自学，有时也用来治病，感觉效果不错。真正向朱汉章先生学习是一个偶然的机会。1996 年我正在马来西亚怡保市的霹雳中医药学院讲授针灸课程，课程结束后恰逢第五届亚细安中医药学术大会于 10 月 26 ～ 27 日在马来西亚首都吉隆坡举办，我也参会并做大会演讲。开会期间有幸结识了朱汉章先生，遂邀请他到霹雳中医药学院讲课，他欣然答应。大会结束后，我们一起到怡保市，我召集了十几位学员举办了一期针刀学习班，学习班共举办了 7 天，我一直陪着朱汉章先生，给他当助手，亲耳聆听了他的课程，学习了针刀的基本理论和操作技巧。这次我的收获很大，这不仅是我在此之前曾接触使用过小针刀并对其有一份感性的认识，因而较其他初次接触针刀的学员更能理解朱汉章先生的所讲；也不仅是我能清楚地了解朱汉章先生的临证思路和操作技巧，因而为今后的针刀实践打下了基础；更重要的是通过近距离的接触，使我对这个针刀的发明者、中国医学史上的传奇人物的思维方式和他之所以能够取得如此大的成就的原因有了鲜活的认识，这对于我今后事业的发展无疑是大有裨益的。朱汉章先生的怡保之行圆满结束，我也怀着依依不舍的感激心情与他暂时告别，这就是我和朱汉章先生的一段国外师生缘。后来回国我又与他再次相见，2005 年 7 月，我申请了针刀培训的国家级继续教育项目，再次请朱汉章先生讲课。虽然他当时很忙，但仍在百忙当中抽出时间给我们讲了针刀学总论，还送了我他的专著《针刀医学原理》和一套针刀光盘。2016 年 10 月 14 日突然传来朱汉章先生病逝的消息，一开始我还不敢相信，当得知确切消息后我顿感悲痛，他的事业还未完成就驾鹤西归，真是天妒英才！当时作诗一首寄托哀思：盛世出才俊，针刀有汉章。黎民今是赖，百姓后无伤。大马曾相伴，京城又助襄。君今离我去，怎不断人肠！

2. 再学"张"与"庞"

还有两位老师也是我要非常感激的，一位是张天民教授，另一位是庞继光教授。他们原来都从事西医外科工作，由于有西医解剖学和长期手术的功底，所以使用起针刀来驾轻就熟，成为针刀学界的领军人物。他们的针刀水平都十分高，疗效很好。二人又各有特点，张天民教授的弓弦力学系统和网眼理论对针刀学习者很有启发，对于针刀医学理论发展和临床思路的建立有很重要的意义。庞继光教授对针刀治疗的研究十分深入，他的《针刀医学基础与临床》是一部很有临床实用价值的著作。我有幸与两位教授相处并向他们学习，对我后来针刀临床有很大的帮助。

由于我是中医出身，具备固有的中医思维，所以在长期的针刀治疗过程中对用中医的哲学思想及基本理论指导针刀治疗有了一些体会，比如中医的整体观念（包括时间的和空间的）、阴阳平衡的治疗思想、治未病的思想等与针刀疗法的结合，这样对于提高临床疗效有很大的帮助。我体会到在中医理论指导下的针刀疗法更有生命力。

自从学会了针刀疗法，我感到如虎添翼，原来针灸解决不了的问题用针刀轻而易举地就解决了，比如颈椎病，特别是神经根型颈椎病和脊髓型颈椎病，再如比较严重的腰椎间盘突出症和腰椎管狭窄症，原来用毫针、拔罐、推拿等方法很难缓解，用针刀基本都可以缓解疼痛，改善症状，达到临床治愈。

3. 配针效更彰

虽然学了针刀，十分喜爱，临床也常用，但由于有很深的针灸情结，无论如何也不舍得放弃针灸。因为我发现并不是所有的疾病都适合用针刀疗法，大部分疾病用针灸就可以解决问题。比如一般的膝痛症，用针灸就可取得很好疗效，贸然用针刀反倒不好。还有一些不太严重的肩痛症，也是针灸效果较好。再就是有些患者对针刀有恐惧心理，不愿接受针刀治疗，同时我发现，针灸和针刀相互配合使用效果更好，有些病只针不刀或只刀不针都像是缺了一条腿，疗效不尽如人意。如对颈椎椎管狭窄和腰椎椎管狭窄者，交替使用针刀和针刺方法可获得疗效好、痛苦少、患者易于接受的良好效果。再如针刀治疗颈椎病后局部僵硬疼痛，用毫针刺入手上的颈痛穴可迅速缓解疼痛与僵硬状态。再如针刀治疗腰椎间盘突出症后局部疼痛，针刺印堂、大椎可迅速缓解疼痛。只有对针灸和针刀疗法的优缺点都有深入了解，才能在临床上做到灵活运用。

六、海外显身手

1. 新山起沉疴

20 世纪 90 年代，我受马来西亚一家保健机构的邀请，来到位于西马最南端的城市新山从事医疗和教学工作。甫到新山，感觉比北京、上海等大城市的现代化程度要高不少，路上最多见的交通工具是小汽车，其次是摩托，而我国最普遍的交通工具自行车则很少见，多是作为健康娱乐的器械。当时感慨，北京得多少年才能追上新山呀！但后来中国在现代化发展的道路上可谓突飞猛进，一日千里，不过短短二十几年的时间，中国大城市的现代化程度就可以媲美欧美发达国家了，中国的发展速度令世人震惊，令国人骄傲！

马来西亚的华人约占全国总人口的 30%，他们保持着较强的中华文明和文化传统，其坚韧性和独立性在东南亚国家中首屈一指。在这种环境下，中医药也具广泛的拥趸。无论哪个城市都有中药店，华人多的城市如吉隆坡、槟城、怡保、新山，中药店更是遍地开花。华人生病也总是爱找中医调理。特别是有些疑难危重症也不乏用中药一试的。经我治疗的患者不计其数，有两例印象特别深刻。

有一位做生意的华人来我工作的诊所，说其 80 多岁的母亲数日来不吃不喝，一直昏睡，无法乘车出门看病，医院也不出诊，无奈之下打听有中国来的医生，所以恳请我上门为其母诊病。我到他家时见老人卧于床上，身材消瘦，面白无华，气息微弱，四肢厥冷，脉微欲绝。之前从未见过这样的病例。但由于学过《伤寒论》，知道这是少阴阳衰证。于是开了3剂四逆汤，并加人参30g。方子虽然开了，但效果如何心里没底。不料到了第三天，那位华人竟开车带着他母亲来诊所看病了，只见其母面色红润，已经可以自己行走了，那位华人非常高兴，他说去中药店抓药时药店老板问什么年纪的人用这么大量的人参？他说是老人，药店才抓给他的。没想到3剂药老人竟起死回生，他夸我医术高明。我不禁感叹，经方真是好用！

还有一位30多岁的中学女老师，身材苗条，脸庞白皙，带着一副金丝眼镜，很斯文的样子。她说她身体关节疼痛很严重，特别是天阴下雨，更是疼痛难忍，看过很多医生都效果不好。显系痹证的痛痹，于是我拟定了针灸与中药相结合的治疗方法。当她准备接受针灸治疗脱掉外衣时吓了我一大跳，只见其从颈项以下至小腿，浑身上下满布灸疮，体无完肤，就像是金钱豹的豹纹。我问她怎么回事，她说是当地医生为她做瘢痕灸，只有灸成灼伤时疼痛才能缓解，所以留下无数的灸疮，这是我见过的最奇葩的独一无二的"纹身"了。于是我用《金匮要略》的乌头汤加减治疗，其他药的分量记不清了，只有制川乌和制草乌的用量还记得，最初只用制川乌10g，后来制川乌与制草乌同用，从各10g用起，一直用到各30g疼痛才止住。最后配成丸药让她长期服用。那时没有同道咨询，只是凭着学来的知识摸索治疗，却也治好了不少疑难杂症，所以深感从前的工夫没白下，天道酬勤确是至理名言。

2. 怡保传针术

我有许多患者朋友，也有些朋友是从事推拿按摩工作的，也有的是药店的老板或店员，他们都对中医传统针灸推拿很感兴趣，表示想学针灸推拿。于是我应他们的要求办起了针灸推拿班，自己编写了教材，利用晚上的时间教授推拿和针灸学。教材以病为纲，方法为目，根据学员不同的身份和职业确定内容，包括针对美容、按摩职业的点穴、推拿和少量针灸拔罐等，针对从事中药销售工作的中药小偏方，针对一般患者的保健方法等，做到既照顾大众，也突出专业，很受欢迎。每期都有十几个人参加，在西马和东马先后办过8期，总计有100多个学员，因为新山与新加坡只有一河（柔佛海峡）之隔，所以也有一些新加坡人。

1996年10月我受邀来到马来西亚霹雳州的首府怡保市，为霹雳中医药学院讲授针灸推拿课程。怡保是马来西亚北部的著名城市，因过去盛产锡而有"锡都"之称，怡保是以华人为主的城市，华人占总人口的一半以上。霹雳中医药学院是马来西亚五大中医药学院之一。马来西亚的中医药学院不是全日制的，学员大都有自己的职业，也有高中毕业生来学习的，来学习的都是对中医有浓厚兴趣或将来要以中医谋生者，因此他们的学习热情很高，主动性很强。我主要讲针灸临床课，传授一些临床实用的针刺方法，学员们很感兴趣。由于许多人白天要上班，因此上课大都在晚上或休息日，白天我则到一位经营药材生意的朋友诊所帮助看病。有的学员也趁不工作的时候去跟诊。一次一位学员领她婆婆来看下肢静脉曲张，老人家 80 多岁，身材不高，体格尚健，撩起裤腿检查，只见满腿青筋暴露，如虬枝缠树。她说从 20 多岁生第一个孩子后就出现静脉曲张，至今已 60 余年，未经治疗，累积至今，现下肢沉重，不耐行走，问我有没有什么好办法。于是我让老人站立，叫学生准备一个洗脸盆，铺上几层报纸，然后取一支粗火针，用止血钳夹住 95% 的酒精棉球点燃，将火针针尖烧至白亮，迅速刺入膨起明显的静脉，只见一股黑血如子弹出膛一般蹿出，直达 1m 开外，我赶紧用脸盆接住出血，又在其他膨起明显处点了两针，出血如前。一番操作和眼前出血如注的场景，让跟诊的学生心惊胆战。有一位教西医解剖的老师也在场，对我小声耳语说会不会出事，我说没事儿，这些都是瘀血，不参加有效血循环。这次只治了一条腿，出血小半洗脸盆，治疗结束后患者顿觉下肢轻松。第二天又来治疗另一条腿，效果同样明显，学生们亲眼见证了火针的威力。

3. 洛城再传道

2016 年 12 月，我受世界中医药联合会的邀请，参加在美国洛杉矶举办的"第二届世界中联美洲中医药合作与发展论坛"并做大会演讲。当时大会方给的演讲题目是《小针刀的临床运用》，我考虑到受美国诸多医疗法规的限制，小针刀运用并不容易，不如讲一些能够临床实用的东西更好，但演讲的题目又应与针刀有关，所以斟酌再三，结合多年临床经验，拟定了《膝关节痛的针刺与针刀治疗选择》，这样通过一个临床常见病的治疗，将针刺与针刀两种方法都做了介绍，使与会者学了就能用。在这次论坛我也结识了不少在美国的同道，其中有一位陈靖先生，是美国加州中医师公会主席，不仅医术精湛，而且多才多艺，书画了得，早年赴美工作，靠自己的才学和努力，成为加州中医界翘楚。虽然时间短暂，但我们还是交流了一些临床心得，现在我们经常通过微信传递交流信息。

4. 义诊布拉格

2017 年 9 月，北京市市长陈吉宁到黑山共和国首都波德戈里察参加"16+1 首都城市论坛"开幕和签约仪式。"16+1 合作"是中国与中东欧 16 国领导人的会晤机制，北京作为中国的首都分别与这 16 个国家的首都建立相应的合作关系，此次是与黑山共和国首都波德戈里察建立这种关系。随同陈市长访问的有北京的一些商业团体，我们一行 4 人作为同仁堂集团的专家随同出访，同时要在波德戈里察的中医院和其他国家进行义诊活动，以扩大中医药在海外的影响。我们先是在当地华人主办的黑山中医院义诊，签约仪式结束后，我与另一位中医专家转机到了捷克首都布拉格，由于转机时的一个小意外，我们比预定时间晚到了半天，那里的同仁堂药店已经预约了许多患者，在翘首等待我们的到来。顾不上旅途的疲劳，我们立刻进入状态，一天半的时间里我们看了将近 100 位患者。来找我看的大都是颈肩腰腿痛患者，大部分是捷克人，也有少部分周边国家的人以及一些华人，印象较深刻的是中国银行布拉格分行侯行长，困扰他多年的双膝关节疼痛被我一次针灸就治好了，回去后他马上在朋友圈发了一条微信：2017 年 9 月 17 日，患者在朋友圈中发微信，内容如下："碰到神医了！今天布拉格同仁堂邀请了国内专家来义诊，我的膝盖疼了多年，不敢上下楼，不敢下蹲，本想去请教一下王凡主任看看是否应该做手术。王主任稍微看了一下我的膝盖就说没问题，马上就能治好，我根本就不敢相信，因为这已经是几十年的毛病了！但没想到王主任在我的两个胳膊肘外侧各下了三个小针，接着就让我起蹲，神奇的是两个膝盖都不疼了！回家以后，又特意爬了几层楼，一点也不疼！现在我终于相信单凭一根银针就能让患者躺着进来，走着出去了！中医学神奇伟大！王主任，向您致敬！"诊病之余，我们忙里偷闲游览了布拉格广场、查尔斯大桥等著名场所，布拉格这座被联合国教科文组织唯一将全城定为文化遗产的美丽城市给我们留下了深刻的印象。

七、课徒传薪火

1. 传承重品德

2004 年我成为北京中医药大学的兼职教授和硕士研究生指导老师，后来又先后成为北京市朝阳区和石景山区"中医药专家学术经验继承工程"的指导老师，2021 年获"优秀名中医"称号，成为第六批北京市中医师承工作指导老师。几年来共指导了 8 名针灸专业的研究生，两名学术经验继承人和 7 名师承徒弟。

对于后学的培养我秉承德技并重、严谨求实、严格管理的原则，给他们上的第一课是有关医德医风、待人接物、学习态度的内容。告诉他们为医要有大慈恻隐之心，做人要温良恭俭让，做学问要博审慎明笃。有一段收徒的寄语能够反映这一原则。

后生刘源，今入吾门，为师叮嘱，牢记在心。

医道不易，艺海颇深，行有千途，首在做人。

厚德载物，品行是根，德高行远，品良术真。

大医精诚，行为指针，忠厚笃实，诚恳待人。

患者为大，奉为上宾，凄楚痛苦，如出己身。

全力救治，呵护细心，一丝不苟，方可活人。

同门兄姐，俱是至亲，尊敬有礼，讨教虚心。

相互学习，相互帮衬，共同研讨，共同前进。

国医千载，博大精深，探幽寻宝，须树恒心。

基础打好，楼高千寻，基础不牢，难取真经。

蟹无长居，浮萍无根，奕秋海徒，专思者神。

针灸技艺，莫测高深，多练动手，揣摩用心。

经络腧穴，骨骼神经，中西互参，开拓创新。

长桑扁鹊，师徒情深，天士多师，医术日臻。

跬步千里，溪流海深，兼收并蓄，艺不压身。

谆谆告诫，殷殷情深，言短意长，良苦用心。

白驹过隙，五载光阴，吾徒努力，莫负吾心！

我本着言传身教的宗旨，无论在诊疗工作中还是学术研究中，都给学生起示范带头作用，不仅在学业上严格要求，而且在医德上也时常教诲，因此这些学生毕业后都能做到德才兼备，在各自的工作岗位上发挥骨干作用。我曾被北京中医药大学评为"北京中医药大学优秀教师"，"北京市朝阳区中医药下基层暨中医药专家学术经验继承工程优秀教师"，继承人李欧静被评为"优秀学员"，学生李明爱在2018年为参加帮扶任务，主动请缨到千里之外条件艰苦的内蒙古敖汉旗蒙医医院，为当地饱受病痛折磨的患者服务，开展中医中药及针灸、拔罐、刮痧等技术的业务培训30多场，推广适宜技术25项，培训医务人员300余人次，被评为"2018年度健康扶贫工作先进个人"，还被北京市支援合作办选为对外支援人员的代表参加了国庆70周年国庆阅兵观礼活动。他在2020年1月当选为"2019年度感动海淀十大文明人物"时，我赋诗一首，以资勉励。

新年伊始畅东风，海淀腊梅别样红。

感动随心翻作浪，善行着意化为虹。

从无怠惰能成事，唯有勤劳可建功。

且喜今朝山上立，须知山外更多峰。

2. 学术崇严谨

我认为硕士研究生阶段不要求必须有创新，但一定要养成科研意识，建立科研思路，掌握科研方法。所谓科研意识就是要有从一般的不起眼的事物中发现可研究目标的能力，需有敏锐的眼光和精细的观察力；所谓科研思路就是要寻找能够达到科研目标的最佳路径，需要缜密的思路和闪现的灵感；所谓科研方法则是达到科研目标的最佳手段，需要有不畏艰难的意志和灵巧的双手。能做到这三点就算达到了硕士研究生的培养目标，毕业论文不过是这三点的实际操作和具体体现。我要求在研究观察过程务必保证质量，不得松懈疏忽，观察数据一定要认真记录，不能为追求所谓的阳性率而弄虚作假，结论要客观合理，不能随意夸大，论文撰写务须逻辑严谨，条理明晰，行文简洁明了，杜绝冗文赘语，病句错字。研究生的实验设计我必与其反复讨论而定，每个细节都不放过，开题报告和毕业论文我都逐字逐句批改，修改过的论文满屏红色，不仅如此，开题报告和毕业论文汇报的 PPT 我也加以指导。我的学生们常感叹，从没见其他同学的论文像老师这样修改。

八、编书为传承

2010 年北京针灸学会成立了针灸名家学术经验继承工作委员会，我担任首届委员会的主任委员。传承工作是中医学术和中医事业发展必不可少的一环。北京有着 800 年建都历史，特殊的历史地位和厚重的文化积淀，造就了众多针灸名家。王乐亭、胡荫培、牛泽华、高凤桐、叶清心、杨甲三、程莘农、贺普仁……这些德高望重的针灸前辈，成了北京近现代针灸学术的代表人物，他们的学术思想和精湛技艺推动了北京地区针灸学术的发展，在北京地区针灸史上留下了浓墨重彩的一笔。他们的道德情操、学术思想和临床技艺是针灸界的宝贵财富，应当深入挖掘整理并发扬光大。

委员会成立之初我就定下了宗旨：北京针灸名家学术经验继承工作委员会是在北京针灸学会领导下的一个学术研究组织，它的主要任务就是发掘和整理北京地区针灸名家的学术思想和临床技艺，凡在北京地区针灸界有一定影响力的、德高望重的、有独特学术思想和临床技艺的针灸专家，都是我们工作的对象。我们当本着客观、求实、慎重、细致的原则，力求全面展示针灸名家们的风采，展示他们的学术价值和影响力，为推动北京地区针灸学术的发展，为针灸疗法促进人民健康，提高生活质量做出自己的贡献。

在这一宗旨的指导下，我们决定出一套介绍北京地区名老中医学术经验的丛书，定名为《北京针灸名家丛书》，这套丛书是广大读者走进针灸名家，向他们学习的有力工具，通过它，可以了解这些针灸名家的追求与情怀，可以感受到他们的喜怒哀乐，可以分享他们的临床所得，使自己得到受用无穷的精神食粮。这就是我们编辑这套丛书的目的。

经过大家的努力，现在这套丛书已经出版了 14 册，作为这套丛书的主要负责人，我为之付出了巨大的心血，不仅与各位大师交流沟通，确定全书的结构体例，而且每本书都经我逐字逐句批改审阅，且往往不止一遍。这样认真仔细地审阅，既耗心血，也占时间，我每天白天忙于诊务，审稿只能利用下班业余时间和休息日。虽然很辛苦，但我乐此不疲。我比较喜欢文字工作，更重要的是能通过这些书稿与针灸前辈对话，聆听他们的谆谆教诲，学习他们的宝贵经验，这个时间投入太值了！

2019 年这套丛书获中国针灸学会科学技术奖二等奖。

第二章

为医杂谈

一、医术与态度

医术者，诊疗技术之谓，诊疾愈病之器。态度者，对待医事之谓，诊疾愈病之范。医者不可不精于医术，亦不可不端于态度。观今之医，往往多重医术而轻态度，谓医术高则可驰骋天下，态度乃无形之物，可有可无。须知医术与态度是诊疗疾病获得良效不可或缺的两端，而有时态度更为重要。态度包括对患者的态度、检查疾病的态度以及治疗的态度。我在从医过程中对此颇有体会。

1. 为何会有"片子医生"

2014 年 6 月 26 日，我在微信群中发了这样一条信息：吴孟超院士近批"片子医生"，对只看片子不做体检的医生表示极大不满，余深以为然。昨接诊一男患者，34 岁，轻度头晕近 2 年，自恃体壮未求医。近 1 周头胀且晕，颈项后头拘紧不舒，当地医院拍片后诊为椎动脉型颈椎病，予治颈椎病药，服后罔效。余询病时问其血压？云不知，遂测之，未料竟高达 170/125mmHg。再询家族史，其祖父死于脑出血，父亲死于脑梗死，母亲高血压多年。此患原发性高血压无疑，且较严重，又有诸多不良嗜好，当属高危。追问有无医生为其测血压，答从无。最应做的、最基本的检查测血压竟不愿动手，看来"片子医生"不在少数。吴老先生有感而发，并非杞人忧天，我辈应戒之。

这天正好是由中国医师协会举办的、国务院批准的"中国医师奖"第九届颁奖大会召开之日。"中国医师奖"获得者，92 岁高龄的医界泰斗、"中国肝胆外科之父"吴孟超在颁奖大会上对"片子医生"予以批评。什么是片子医生？"有的医生不接触患者，光是看片子，所以说是'片子医生'。"吴孟超在发言时表示，要做一名好医生，就一定要有良好的医德，面对患者要有一张热情的脸和一颗善良的心，绝对不能敷衍应付，更不能冷若冰霜。他说："我觉得，善良是医生这个职业对从业者的本质要求，如果连医生都不再善良，这个社会就乱套了。"

吴老先生是这样说的，也是这样做的。他的"吴氏刀法"早已享誉中外，但他从来没有一点架子，每次门诊都亲切地与患者拉家常，从交流中获得更多信息，帮助他们走出困境。江西患者赵某找到吴孟超求治时，这个浑身发黄的患者被肝硬化和肝癌折磨得面容枯槁，常人都不愿多看一眼。吴孟超亲切地拉着他的手，轻轻地拍拍他的肩膀，翻看他的眼皮，还用他的额头贴着赵某的额头试体温，这个被其他医院放弃的中年汉子激动得潸然泪下。后来吴孟超两次组织会诊，亲自主刀，历时 6 个小时，手术十分成功。每当我看到这段报道，都被吴老先生的大医精神所感动。这正是一个医生应持有的态度。

有人说，是听诊器的诞生拉开了医生与患者的距离。

听诊器的诞生是 200 多年前的事了，1816 年法国医生雷奈克（Rene Laennec，1781—1826）发明了世界上第一个听诊器，尽管它还很粗糙。以后随着不断的改进与完善，传导清晰、使用方便的现代听诊器成了医生必备的诊断工具。现在电子听诊器、手机听诊器也应运而生，极大地方便了医生与患者。不仅仅是听诊器，从 1896 年意大利医生里瓦·罗西（S.Riva-Rocci）发明第一台腕环血压计至今也有 100 多年的历史了。而今，电子血压计已成为各大医院门诊的必备仪器，许多医院患者自己测压，护士记录即完成检查，更为简便的指套式血压计、手表式血压计、腕式血压计等的使用，使患者不必到医院，自己在家即可完成血压测量。虽然大大简化了检查程序，却也使医生与患者的直接接触更加减少。由此来看，似乎先进的设备确实能加大医患的距离，但似乎也是"片子医生"不为患者做检查找借口。为何这样说呢？且看距今 1800 多年前的汉朝我国某位医生说的一段话："观今之医，不念思求经旨，以演其所知，各承家技，终始顺旧。省疾问病，务在口给，相对斯须，便处汤药，按寸不及尺，握手不及足，人迎、跌阳，三部不参，动数发息，不满五十，短期未知决诊，九候曾无仿佛，明堂阙庭，尽不见察，所谓窥管而已。夫欲视死别生，实为难矣！"

这位医生就是医圣张仲景，这段话见于他的《伤寒论·序》。那时可没有什么听诊器，更遑论血压计什么的了。可知不认真为患者做检查的医生自古有之。也说明科技的进步、诊疗器具的发明并不是医生与患者距离拉大的原因，真正的原因是态度问题。还有一个案例更能说明这一点。

2. 找寻疼痛的真正病因

2013 年 9 月 22 日，我接诊了一位 73 岁的郭姓女患者，甫问病情，患者的老伴儿就掏出了一张纸，上面写着五行字，第一行"手术名称"；第二行"左后外侧入路经皮椎间孔镜下 L4/5 椎间盘切除、神经根加压、射频消融术"；第三行"腰腿、坐骨神经痛（13 年），腰椎间盘突出症、坐骨神经痛（腰 3/4、腰 4/5、腰 5/骶 1）；第四行"失眠（难以入睡）"；第五行"要死要活（抑郁症）"。显然这是患者老伴儿根据他所掌握的情况对患者病情做的总结。

通过问诊得知患者今年 73 岁，患腿痛 13 年，腰痛 2 年。2000 年出现左下肢疼痛，以小腿为重，但行走无碍。2008 年跌仆后症状加重。2 年前出现腰痛。卧床时痛重，影响睡眠。2013 年 6 月 24 日住进北京某三甲医院脊柱脊髓外科病房，诊断为"腰椎间盘突出症伴神经根病（L3/4、L4/5、L5/S1）"，于 7 月 2 行"左后外侧入路经皮椎间孔镜下 L4/5 椎间盘切除、神经根加压、射频消融术"。术后病情未见缓解，疼痛不仅未减轻，反而有加重之趋势。后又去某全国知名三甲专科医院求治，于 2013 年 8 月 15 日和 9 月 6 日分别行普通和加强 MRI 检查，结果均为 L4/5、L5/S1 椎间隙狭窄，L1/2、L3/4、L4/5 椎间盘膨出，因已做过微创手术，该医院也无特殊方法，只是予止痛药止痛。因疼痛较重，夜间难以入睡，患者精神抑郁，痛不欲生。

查：腰椎左侧压痛明显，但无放射感。左侧梨状肌压痛明显，有放射感向下传导至足，梨状肌紧张试验（+）。

考虑为梨状肌损伤，遂在梨状肌处行针刀松解术。术后疼痛立刻消失，患者竟在治疗床上酣然大睡，鼾声如雷，经拍打后方醒。醒后说已经很长时间没有这么睡了。询问患者住院时医生有没有查梨状肌？患者说从未查过。很明显，这是一例腰椎间盘突出与梨状肌损伤同时并见的病例，但下肢疼痛主要由梨状肌引起。第一家医院未做详细检查，只是根据影像学资料就断定为椎间盘突出所致，虽行微创治疗，但未解决问题。第二家医院亦未认真做检查，还是凭 MRI 诊断为腰椎间盘突出症，致使病情一再延误，给患者造成了极大的痛苦。医院不谓不有名，设备不谓不先进，但只凭设备检查，不认真做体检，致使患者长期遭受痛苦，如此境况，医术耶？态度耶？

3. 临诊一定要仔细查体

2016 年 10 月 18 日，84 岁老年女性患者梁某在其女儿陪伴下来诊。老人一个多月前无明显原因出现肚脐痛，患者形容是丝丝拉拉像小针扎的那种痛，时轻时重，尚不影响睡眠。曾到首都机场医院就诊，怀疑肠道问题，查肿瘤标志物（–），予药物（不详）治疗无效，某医院诊断为肠功能失调，予整肠生口服，亦无效。来我院服中药一周疼痛减轻，但停药又重。问她究竟哪儿疼，是肚子里疼还是肌肉疼，她说不是肚子里面疼，是肌肉疼。

为她做检查时发现其肚脐略突，脐中可见棕褐色不明物体，质硬，有异味。试着以止血钳夹持，有絮状物夹出。问她：有没有往肚脐里塞过什么东西？患者说 1 年前因腹痛腹泻曾多次用胡椒面敷脐。至此病因找到了，这是因为大量胡椒面蓄积脐中，分泌物及汗水浸后干结成块，辛辣之品刺激脐中皮肤而致疼痛，丝丝拉拉像针扎一样的痛状也证明了这一点。

诊断明确了，处理就简单了。先以生理盐水棉球浸润肚脐片刻，然后用止血钳取出直径约 0.5cm 大小硬块状物 2 粒，再仔细观察发现与硬物接触部位的皮肤呈红色。遂以红霉素软膏敷脐，消毒纱布覆盖固定。嘱咐局部避水，3 天后换药。3 天后来诊疼痛已止。

本案并非什么疑难杂症，处置也很简单，但为何前面治疗的医院都将问题复杂化了呢？根本的原因是诊病的态度不认真，只凭患者叙述，没有细致地问一下疼痛的位置、性质，也没做任何基本体检，就认为是内脏的问题，由此做出不正确诊断及处理，既浪费钱财又耽误时间，给患者增加了不必要的精神和经济负担。如果问诊认真一点，细致一点，做个检查，问题早就解决了。本案的诊疗经过提示我们，接诊患者一定要认真、细心。问诊一定要详细，一定要对患者做检查。

4. 做医生一定要有颗善良的心

通过以上几个病例可知，态度如何是能否成为一个好医生的重要条件。唐代大医学家孙思邈对医者接待患者的态度做过明确要求，他在《大医精诚》中说："凡大医治病，必当安神定志，无欲无求，先发大慈恻隐之心，誓愿普救含灵之苦。若有疾厄来求救者，不得问其贵贱贫富，长幼妍蚩，怨亲善友，华夷愚智，普同一等，皆如至亲之想。亦不得瞻前顾后，自虑吉凶，护惜身命。见彼苦恼，若己有之，深心凄怆。勿避险巇、昼夜、寒暑、饥渴、疲劳，一心赴救，无作功夫形迹之心。如此可为苍生大医，反此则是含灵巨贼。"从孙思邈的话中我们应当体会到，态度的好坏源于心地是否善良。要成为大医实不容易，首先要有爱心，产生爱心的基础是善良之心，善良之心部分是与生俱来的，部分是后天形成的，家庭、社会环境对于善良之心的养成十分重要，宗教信仰也对善良之心的形成有推动作用。用王阳明的话来说是良知。如果人不善良，是不可能有爱心的，也不可能成为大医，甚至连普通医生都做不好。

医生是一个伟大的职业，之所以伟大，是因为你所面对的是饱受躯体痛苦或精神折磨的患者，他们是鲜活的生命，他们信赖你，把健康甚至生命托付于你，对你满怀希望。作为医生首先要心地善良，要有仁爱之心，也就是唐代大医学家孙思邈说的"大慈恻隐之心"，"誓愿普救含灵之苦"。古往今来，多少医生以拯危济羸为己任，面对患者，"见彼苦恼，若己有之，深心凄怆"。这样的医生数不胜数。远的如扁鹊、华佗、仓公、张仲景、皇甫谧、孙思邈、李东垣、刘完素、叶天士、吴鞠通等；近的有章次功、张锡纯、黄石屏、京城四大名医等；现代如林巧稚、张孝骞、华益慰、吴孟超等。

如果不善良，没有仁爱之心，那医生这个职业就只能成为你养家糊口、积累财富的工具。而一旦怀有为恶之心，则医术就成了为非作歹、谋财害命的凶器。

孙思邈说过：人行阳德，人自报之；人行阴德，鬼神报之；人行阳恶，人自报之；人行阴恶，鬼神害之。信哉斯言！

二、"正气存内，邪不可干"与"虚邪贼风，避之有时"

正气虚和邪气盛是发病的两个重要条件，"风雨寒热不得虚，邪不能独伤人"（《灵枢·百病始生》），因此止气强盛是不发病的内在原因，也即《黄帝内经》所云："正气存内，邪不可干"，"邪之所凑，其气必虚"。但在临床上并非如此简单，下面就此问题谈一点看法。

1. 正确理解"正气存内，邪不可干"的含义

"正气存内，邪不可干"语出《素问·刺法论》，意在说明人体正气的重要性，强调正气强盛可以抵御外邪，避免疾病的发生。此语虽仅寥寥八字，但对后世影响极大。数千年来一直对广大群众保健养生起着指导作用，在鼓励人们加强锻炼，提高自身免疫力，预防疾病方面发挥了巨大作用，以至所有的中医学者都能咏诵。

但是否"正气存内"就一定"邪不可干"？回答是否定的，中医学认为，导致发病的因素有两个，除了正气之外，邪气也是导致疾病发生的重要因素，在一定的条件下，甚至可能起主导作用。例如在疫毒之邪侵袭的条件下，即使体质壮实，正气旺盛，也易罹病。正如《素问·刺法论》所说："五疫之至，皆相染易，无问大小，病状相似。"一个"皆"字包括了所有的人，即无论正气存内与否，都会感染疫毒之邪。无论是历史还是现在我们都可发现，有些病邪如疫疠之气是不因"正气存内"就不感染人体的，张仲景《伤寒论·序》说："余宗族素多，向余二百，建安纪年以来，犹未十稔，其死亡者，三分有二，伤寒十居其七。"以张氏家族的经济条件和社会地位，说有三分之二的人都正气不足，显然与事实不符。中国历史上多次发生大的疫病流行，死者也不可能都是正气不足之人，正如明代医学家吴又可在《温疫论》指出的那样："疫者，感天地之疠气……此气之来，无论老少强弱，触之者即病。"2003 年的重症急性呼吸综合征（SARS）疫情中，相当大一部分感染者是青壮年人，而少儿却很少感染，而且症状严重者中，许多是机体免疫功能强健之人。因此，"正气存内，邪不可干"不能反映临床实际，而"正气存内，邪亦可干"才更符合事实。

当然，我们不能因"正气存内，邪不可干"没能全面地反映发病的事实就否定其正确性，如前所述，它在说明病因、指导预防上有着重大的指导意义。只是我们不能教条地看待它，不能自恃"正气存内"就对病邪掉以轻心。当"邪"过盛时，正气是无法抗御的，特别是一些我们还对其知之不多，还没有有效治疗方法的病邪，如艾滋病、SARS、新型冠状病毒感染、乙肝、疯牛病等。

2."虚邪贼风，避之有时"在防病中的积极意义

那么我们应当怎样预防这些病邪呢？答案同样在《素问·刺法论》中，"正气存内，邪不可干"一语的下一句是"避其毒气"，这是恰当和有效的方法。由此我联想到《素问·上古天真论》的另一段话，"虚邪贼风，避之有时，恬淡虚无，真气从之，精神内守，病安从来"，一个"避"字，包含了养生保健的另一个重要内容。

"避之有时"的狭义理解是要适时避邪，这其中包括两点，一是在平时要对有可能使人体发病的自然气候加以防避。以《素问·四气调神大论》对人在四季的起居活动加以指导为例，"春三月，此谓发陈，天地俱生，万物以荣"，起居上做到"夜卧早起，广步于庭"；"冬三月，此谓闭藏，水冰地坼，无扰乎阳"，起居上做到"早卧晚起，必待日光"，是说要顺应四季的气候特点起卧活动，以避免四时之气的伤害。二是指对危害人体的四时不正之气，要根据其产生的时间和规律及时防避，以免致病。如西医学的流感、流脑、肺炎等病容易在春季发生，乙脑、痢疾及其他一些肠道传染病易在夏秋之际流行，对此要采取积极主动的预防措施加以防范。

我认为，"避之有时"的广义理解是要全面避邪，不仅在"时"上，而且要在"地"上、"事"上，凡是能引致邪犯的因素都要避之。

"地"是指环境，我们的祖先早就意识到环境卫生对于人体健康的重要性，甲骨文中就有洒扫和在室内除虫的资料记载，如"庚辰卜，大贞；来丁亥寇寝"；《保生要录》指出"土厚水深，居之不疾"；《地理新书》要求居民住室区广种树木，四围栽竹，使环境青翠清新；《琐碎录》所载"沟渠通浚屋宇洁净无秽气不生瘟疫病"。就是要求住处讲究环境的优美、无喧嚣躁扰；土高水清，避免潮湿或积淤死水的污染；空气清新无秽气污染。

"事"是指公共卫生措施，采取各种消除病邪的公共卫生措施是避邪的重要内容。《周礼》《仪礼》《诗经》中就有许多除虫灭鼠的方法，如抹墙、堵洞、用药熏、洒灰、按时扫房等。《左传》中也记载了"国人逐瘛狗"以防狂犬病，说明在很早以前古人就意识到了公共卫生措施的重要性。另外，"事"还包括隔离避邪，即隔离疫病传染源。对于疫病患者，应采取必要的隔离措施，以控制疫病传染源，防止疾病蔓延。还应避免与传染病患者接

触，以避免邪毒染易。如唐代设立"疬人房"收容疬疾、麻风病患者实行严格的隔离。明代主张"患痘疮，无论兄弟妻子，但一切避匿不相见"。其目的都在隔离避邪。

综上可知，古人对疾病的预防相当重视，避邪是与扶正同等重要的事情。虽然"正气存内"，但对邪还是要"避之有时"，只有这样才能做到"邪不可干"。全面正确理解先贤的发病理论，不仅有利于个人的养生保健，而且也有利于公共卫生事业的发展。

三、关于《黄帝内经》中阳明经几个问题的探讨

1. 阳明经是否为阳气最盛之经

三阳经中太阳与阳明何者阳气最盛，这一问题迄今未有定论。有认为阳明经阳气最盛的，如《淮南子·说林训》曰："长而愈明。"明犹盛也，阳明肠胃多气多血，含阳气最多，故曰阳明。高士宗曰："有少阳之阳，有太阳之阳，两阳相合而明，则中有阳明……两阳合明，阳气多也。"《经络学》曰："阳气最盛为阳明，其次为太阳，再次为少阳。"

有认为太阳经阳气最盛的，如：王冰"阳气盛大，故曰太阳"。吴崑"阳气盛大，故曰太阳"。方药中"三阳之中以少阳阳气最少，阳明次之，以太阳阳气最盛，因而少阳又叫一阳，阳明又叫二阳，太阳又叫三阳"。

还有二说皆备的，如：张介宾既云："阴阳之气各有多少，故……少阳为一阳，阳明为二阳，太阳为三阳。"又云"阳明者，言阳盛之极也"，"两阳合明，阳之盛也"。张志聪既云"太阳者，巨阳也，为盛阳之气"，又云："夫阳明主阳盛之气，故多气多血"。

两种观点各有所据，笔者认为，就《黄帝内经》本意来说，太阳经阳气最盛的观点似较合理。众所周知，中医的阴阳学说是从《周易》"移植"过来的，《周易》中原有"太极生两仪，两仪生四象"之说，并有阳主进由少而老，阴主退由老而少的理论。但是自然界和人体是一个十分复杂的体系，当用《周易》的阴阳理论不能全面圆满地解释自然现象和人体的生理、病理

变化时，古代医学家就在原来阴阳各分太少的基础上加入了阳明与厥阴的概念。这样，原来的二阴二阳就变成了三阴三阳。同时，它仍遵循《周易》阴阳量变的观点，即阴阳由少至多或由多至少地发展变化着，故而《素问·天元纪大论》有"阴阳之气各有多少，故曰三阴三阳也"的论述，《素问·至真要大论》也说："愿闻阴阳之三也何谓？岐伯曰：气有多少异用也。"那么三阳的位置该怎么排列呢？从《黄帝内经》有关篇章来看，古代医学家显然接受了前人原有太、少二阳的含义，如《黄帝内经》不止一处将太阳称为巨阳（见《素问·热论》《素问·逆调论》《素问·疟论》等篇），以说明其阳气的盛大。而少阳则仍为阳之始生，其气尚少之意。阳气多少的上下界已定则阳明自然处于太阳与少阳之间，其阳气充盛的程度也自然不如太阳了。为了更精确地表述三者之间数量和层次上的关系，古代医家又引进了数的概念，将少阳、阳明、太阳分别冠以一、二、三不同的数词来表示阳气充盛的程度，《素问·阴阳类论》说："所谓三阳者，太阳为经……所谓二阳者，阳明也……一阳者，少阳也。"这样就再清楚不过地说明了三阳之间量的关系。

为什么有的医家会认为阳明经阳气最盛呢？主要是受了两种说法的影响。

（1）"两阳合明"说

《素问·至真要大论》中有"帝曰：阳明何谓也？岐伯曰：两阳合明也"一段经文，有的医家便将"两阳合明"理解为太阳与少阳的阳气合在一起而成阳气最盛之阳明。我认为："合"字不应作"重合"解，而应作"交合"解，在原有的太阳与少阳的交合部位产生的一个新的"阳"，是为阳明，才是"两阳合明"的本意。连持"阳明经阳气最盛"观点的高士宗也是这样理解的，他说"从少而太，则中有阳明"，张志聪也说"阳明合于二阳之间"。

另外，《黄帝内经》将阳明与阴气最少的厥阴合在一起论述，也容易使人产生阳明经阳气最盛的印象。前面说过，太阳、少阳、太阴、少阴是《黄帝内经》以前就有的概念，其含义大家都知道，不言自明，而阳明与厥阴则是在医学领域中使用的新名词，为了解释其含义，才对此二者做了特殊说明，因此不能认为厥阴阴气最少，则与之合论的阳明就阳气最多。

（2）"阳明多气多血"说

《素问·血气形志》等篇有"阳明多气多血"的论述，有的医家便以此认定阳明经阳气最盛，这又是一种误解。血气的多少与阴阳气的多少是从不同角度说明三阴三阳的特点,两者并无必然的联系,阳气并不等于多气多血中的"气",阴气也不等于多气多血中的"血",如果将"多气"理解为阳气最盛的话那么"多血"是否也可理解为阴气最盛呢?何况多气的也非阳明一经,《素问·血气形志》所论少阳与太阴均为"多气",是否也可称此二经阳气最盛呢?显然是不能的。只要区分开两者不同的含义,就不会有此误解了。

2. 阳明经与喉咙的关系

喉咙是人体内外气体交换的通道,《灵枢·忧恚无言》说"喉咙者,气之所以上下者也"。喉咙属肺系,由肺所主,但它与手足阳明经关系也十分密切,这主要是由手足阳明经与肺的特殊关系决定的,而这种特殊关系又是以经络系统为基础的。手阳明大肠与手太阴肺互为表里,它们在经脉上相通,经别上相连。《灵枢·经别》云:"手阳明之正……走大肠,属于肺,上循喉咙,出缺盆,合于阳明也。手太阴之正……上出缺盆,循喉咙,复合阳明。"因此,大肠的功能正常与否,直接影响到肺的功能,同时也会影响到喉咙,故《灵枢·经脉》说"大肠手阳明之脉……是主津液所生病者,目黄口干,鼽衄,喉痹……"《素问·厥论》也说:"手阳明少阳厥逆,发喉痹,嗌肿……"

足阳明胃经虽不与手太阴肺经相表里,但它与肺和喉咙的关系也至为密切。这主要表现在水谷精微的转输、宗气的生成与走行及经脉的联络上。水谷精微由脾胃所化生,其输布则必由肺。《素问·经脉别论》说:"饮入于胃,游溢精气,上输于脾,脾气散精,上归于肺……"《灵枢·小针解》说:"水谷皆入于胃,其清气上注于肺。"在水谷精微的化生与输布过程中,胃与肺在不断进行着物质交换以及气机升降运动,《灵枢·动输》说:"胃气上注于肺。"《灵枢·阴阳清浊》论述更详:"受谷者浊,受气者清,清者注阴,浊者注阳,浊而清者上出于咽,清而浊者则下行……气之大别,清者上注于肺,浊者下走于胃,胃之清气上出于口,肺之浊气下注于经。"在这物质交换与气机升降过程中,喉和咽一样也起着重要作用,从而与足阳明胃产生紧密联系。宗气是由肺吸入自然界之清气和脾胃所化生的水谷精气结合而成的,它聚集于胸中,在上则"出于肺,循喉咽,故呼则出,吸则入"(《灵枢·五味》),在下则"蓄于丹田,注足阳明之气街,而下行于足"(张景岳

《类经》），正如《灵枢·刺节真邪》所说"宗气留于海，其下者，注于气街，其上者走于息道"，其功能则如《灵枢·邪客》所说"宗气积于胸中，出于喉咙，以贯心脉而行呼吸焉"。由此可见，宗气的生成与运动离不开胃与肺，也离不开喉咙。三者缺一不可，这也决定了胃与喉咙的密切关系。此外，足阳明胃更通过经脉与喉咙发生直接关系。《灵枢·经脉》说："胃足阳明之脉……其支者，从大迎前下人迎，循喉咙，入缺盆……"，"足阳明之别……上络头项，合诸经之气，下络喉嗌"，《灵枢·本输》也说"足阳明夹喉之动脉也"。因此，足阳明有病，不仅可使肺功能失调，同时也可导致喉咙的病变。如《素问·厥论》云"阳明厥逆，喘咳身热"，张景岳释曰"阳明之脉循喉咙，入缺盆，上膈，故为喘咳"，又如《灵枢·经脉》云"胃足阳明之脉……是主血所生病者……颈肿喉痹"，"足阳明之别……其病气逆则喉痹瘁暗……"既然手足阳明经与喉咙的关系如此密切，那么临床上对喉咙的病变就不可偏执从肺论治一端，而应同时重视阳明经的治疗。《黄帝内经》对此早有论述，如《灵枢·杂病》云"厥胸满面肿，唇漯漯然，暴言难，甚则不能言，取足阳明"，又云"喉痹不能言，取足阳明，能言，取手阳明"。《素问·骨空论》也说："其病上冲喉者，治其渐，渐者上夹颐也。"王冰注云："阳明之脉渐上颐而环唇，故以夹颐名为渐也，是谓大迎……足阳明脉气所发，刺可入为同身寸之三分，留七呼，若灸者可灸三壮。"后世从阳明论治喉病的亦不乏其例，《针灸甲乙经》《千金方》《外台秘要》《针灸大成》等都有这方面的记载，本文不再赘述。

3. 足阳明经与足中趾是否有密切关系

足阳明胃经既出于中趾，又出于次趾，目前似为定论。其原始根据一是《灵枢·经脉》（以下简称《经脉》）篇，一是《灵枢·本输》（以下简称《本输》）篇。《经脉》云："胃足阳明之脉……其支者……入中指内间……其支者……下入中指外间。"《本输》云："胃出于厉兑，厉兑者，足大指内次指之端也。"由此两篇结合，便得出了上述结论。但是将《经脉》的其他内容及《黄帝内经》有关篇章的内容与《本输》相对照，就可发现一些疑点，主要有以下几个方面。

首先，在经脉循行方面，十二经脉在其循行的手足之端各有一井穴，《本输》对此论述颇详（缺手少阴心经），《经脉》所载各经在手足的始端或终端绝大多数与《本输》所述井穴所在部位相同，独足阳明经不符。

其次，病变症状方面，《经脉》所论"是主""所生"病中，凡涉及指（趾）部的，也绝大多数与《本输》所述井穴所在指（趾）部相同，如"大肠手阳明之脉……是主津液所生病者……大指次指痛不用"（大肠经井穴商阳在食指端），"脾足太阴之脉……是主脾所生病者……足大指不用"（脾经井穴隐白在足大趾端），他如足太阳膀胱经、手少阳三焦经、足少阳胆经等莫不如此，只有足阳明胃经的"（足）中指不用"与《本输》所载井穴位置不同。另外，《灵枢·经筋》所载的各经筋病变也有类似的情况，足阳明之筋在趾部的病变是"足中指支"。

在疾病治疗方面，《素问·缪刺论》论述了邪在络的针刺治疗方法，其针刺指（趾）部的部位绝大多数与《本输》所载井穴位置一致，如"邪客于手少阳之络……刺手中指次指爪甲上"，"邪客于足厥阴之络……刺足大指爪甲上"，"邪客于足太阳之络……刺足小指爪甲上"，手阳明、足少阳亦如此。而邪客于足阳明之经或络，却刺足中趾，其云"邪客于足阳明之经……刺足中指次指（《太素》无"次指"）爪甲上"，"缪传引上齿，齿唇寒痛……足阳明中指爪甲上一痏"，"邪客于……足阳明之络……后刺足中指爪甲上各一痏"，又与他经（络）不同。

为什么会有以上不吻合之处呢？我试做如下猜测：①《黄帝内经》非一时一人之作，对经络的研究也各家不同。既然经络现象是人体普遍的生理现象，则各家殊途同归，对十二经脉的循行有比较一致的认识，但也难免会有一些小的分歧。足阳明胃经终端的部位的不同说法大概就是其中的一例。②厉兑穴本来就在足中趾端，《本输》的记载是误传所致。因为在《黄帝内经》中除《本输》外，再没有一处谈到足阳明胃经与食趾的关系，而与足中趾的关系如前所论却多处提到，特别是《素问·气府论》谈到"足阳明脉气所发者六十八穴"时指出"三里以下至足中指各八俞"，显然是将厉兑归在"足中指"的。另外，《本输》所载的"足大指内次指之端"也让人不知所云厉兑究竟在何处。因为《黄帝内经》区分足趾内外是以胫侧为内，腓侧为外的，"足大指内"不可能再有次指，而其他井穴的记载则无此漏洞，由此可见，《本输》对厉兑穴位置的记载是不够准确的，从而从另一方面说明了有误传的可能。③除厉兑穴外，足阳明胃经可能在足中趾端另有一个和井穴类似的腧穴，而且这个腧穴的治疗作用很可能比厉兑还好，这是有待临床验证的。

四、谈经脉循行方向不一致的问题

《灵枢》有两种不同的经脉循行理论，即全向心性和半向心半离心性的。这是由理论渊源的不同所造成的。前者源于《足臂十一脉灸经》，由《灵枢》的《本输》《根结》《经别》《经筋》等篇发展，体现于五输穴、标本根结、经别、经筋等体系中，后者则源于《阴阳十一脉灸经》，由《灵枢》的《经脉》《逆顺肥瘦》等篇发展，体现于十二正经的循环体系中，这两种理论只有形成的前后时间不同而并无孰优孰劣之分。

应当认识到，经脉乃"气之大经隧也"，经脉的循行实际上是经气的运行，经气的运行方向决定了经脉的循行方向。《灵枢》所论的经脉循行方向之所以不一致，说到底是由经气运行方向的双向性决定的。对此《灵枢》已有认识，如《灵枢·逆顺肥瘦》说："此言气之滑涩，血之清浊，行之逆顺也。"《灵枢·官能》也告诫医者"用针之理，必知形气之所在……行之逆顺"，强调临床上重视这一问题。现代经络感传研究及气功研究也不乏与《灵枢》所论相吻合的报道。

我在1979年曾先后针治过两例经络敏感患者，一患胃痛，一患牙痛。我以平针导气法分别直刺前者的足三里穴和后者的曲池穴，患者均诉说有针感先向足或手的末端传导，然后又返回上行，达病所后，前者打一嗝而胃痛止，后者随即牙痛止，其经络循经感传速度比刺激神经的触电样传导速度慢得多，传导方向也不同，说明经络是不同于神经的一种独特的生理现象，经气的运行也不是简单的神经传导。所以在临床上，不能将刺激神经的触电样感觉当作得气的征象，而应等候"真正"的经气的到来。根据我多年的经验，针刺得气后再以缓慢提插捻转手法行针一分钟以上，比得气后即留针的治疗效果为好，这大概也与经气往返运行需要一定的时间有关。

五、从疼痛治疗看中西医结合的优势

中医学与西医学的结合为医学的发展开拓了新路，使中国人的健康有幸得到更多一重的呵护。在回归自然的呼声日益高涨的今天，中西医结合疗法越来越显现其无可比拟的优势，下面仅从疼痛的治疗谈一些体会。

1.理论上互相借鉴拓展思路

由于理论体系和思维方式以及表述方法的不同，中西医学对疾病的发生发展及转归有不同的解释方法，这也同样反映在对疼痛病因病机的解释上。中医学认为，疼痛的病因不外乎外因、内因和不内外因，外因包括风、寒、暑、湿、燥、火等四时不正之气；内因包括怒、恐、惊等不良情绪刺激；不内外因则有跌仆损伤、虫兽金刃等；发病机制则为"不通则痛""不荣则痛"。不仅如此，中医学还认为人体是一个有机的整体，某些疼痛实际上是全身疾病的局部反应。

西医学认为疼痛的病因有内源性和外源性的不同，内源性疼痛由机体内环境紊乱所致，其中包括代谢障碍、免疫性和变态反应性疾病、内分泌改变、神经系统病变、血管病变等；外源性疼痛主要包括外部创伤、致病微生物及有毒物质。而疼痛的机理则是由于疼痛刺激源发出的疼痛刺激经神经系统的传导上行至脑，引起运动神经、交感神经的兴奋，使肌紧张增加、血管收缩、痛处局部血流减少，供氧不足，使局部缺血、缺氧，从而产生致痛物质。

总体来看中医比较重视整体观念，重视预防，主张结合外部环境、整个机体状态以及脏腑气血津液之间相互联系等方面来综合考虑疼痛的病因病机。如同样是风湿痛，就要考虑患者就诊的时间、居住环境、性别、年龄、体质、有无其他疾病等诸多方面的因素，经过辨证，采取不同的方法分别治疗。西医则更注重微观，主张对其发病的具体作用机制做深入研究，力求将每一个环节都搞清楚，治疗更有的放矢，更多的讲究靶点治疗。随着生物医学的发展、研究方法的创新以及高科技产品的产生，西医学对疼痛的认识也在逐步深化，从特异学说到闸门学说，推动了疼痛学的研究。

在疼痛的治疗中中西医理论互相参考借鉴，可以拓展思路，产生新理论、新方法。如西医学认为冠状动脉堵塞不通或痉挛是心绞痛的主要发病机理，在这一理论的启发下，吴以岭教授根据中医学"久病入络""久虚入络"的观点，提出了"络病学说"，认为心绞痛的病因病机为"络脉不通"和"络脉绌急"，并用五种虫类药物和人参相配研制成功了"通心络"胶囊，取得了较好的临床疗效。在此基础上形成的络病理论还扩展到了肾脏、肝脏、肺脏疾病的诊断与治疗中，为中医基础理论的发展与临床诊疗开拓了新领域。

朱汉章先生发明针刀疗法及创立针刀医学的过程是中西医理论结合的典范，朱汉章先生认为针刀医学首先是从中西医不同的思维方法上进行融合或结合，然后以这两种不同的思维方法来认识和治疗疾病。例如对慢性软组织损伤这类疾病，既用形象思维的方法看到各种软组织在损伤后纤维断裂、血管破裂，人体在修复过程中使各种软组织之间发生粘连、结疤、变性、挛缩，在急性发作时有炎性反应这样一系列病因病理情况；又以中医整体观念分析了软组织在发生这些病理变化后，局部损伤对人体整体的影响、对肢体运动的影响以及各种软组织之间相对运动的影响，从而认识到这类疾病的本质是内外动态平衡失调，动态平衡失调才是慢性软组织损伤的第一位的根本的原因，由此为此类疾病的治疗提供了有利的理论根据。可以说针刀医学理论体系的产生就是中西医理论结合的结果。

2. 方法上优势互补提高疗效

中西医都有许多治疗疼痛的方法，在临床中常碰到这样的情况，许多疼痛性疾病单用中医或西医疗法不能完全解决问题，必须采取中西医结合的方法。在现代科学技术的基础上西医治疗疼痛的方法不断涌现，以微创为主要方法的各种介入疗法为疼痛的治疗开辟了一片新天地，许多过去认为不宜手术或不能手术或手术效果不理想的疼痛性疾病成为微创手术的适应证。如腰椎间盘突出，传统的髓核摘取及椎体固定手术方法已被胶原酶溶解术、射频消融术、髓核置换术、椎间孔扩大成形术等所取代，这不仅提高了疗效，而且大大减轻了患者的痛苦。但是对一些尚未达到手术指征或因各种原因不能进行手术治疗的患者，则采取中医疗法较为适宜。事实上，绝大多数椎间盘病变患者都可以经中医非手术疗法得到治愈或临床症状得到缓解。另外，中医的针灸、按摩、外治法对手术后患者的康复也有着西医无法相比的效果。由此可知，采取中西医结合的方法可以扩大治疗范围，提高疗效，有利于患者的尽快康复。

中西医方法结合或配合治疗疼痛性疾病的例子还有很多，如带状疱疹伴随的神经痛，是临床比较棘手的疾病，采用中西医结合的方法治疗效果就很好，我的做法是疱疹初期皮损疼痛不太严重者，根据患者体质辨证选用中药治疗，同时采用西药抗病毒及激素治疗，使病情不再发展；对皮损及疼痛均较严重者采用局部刺络放血加拔罐的方法清热排毒、通络活血，再配合针刺及神经阻滞疗法，快速消除皮损，终止疼痛。对皮损已愈但疼痛迁延不止者则以神经阻滞法为主，同时配合中药及针灸。通常都会取得良好效果。

再如许多患者主诉关节疼痛，经口服西药止痛药或局部封闭治疗，远期效果不理想，常常是用药就好两天，停药就复发。医生束手无策，患者也失去了信心。但详细了解病情便可发现，这些患者多伴有畏寒肢冷，面色㿠白，舌淡，体温偏低，易感冒，按中医辨证多为阳虚之体，在局部使用西医止痛治疗的同时予以温阳散寒之品可大大提高止痛效果。再如有些头痛患者，服各种西药效果不明显，神经阻滞疗法也不能持久解决问题，经中医辨证许多属于肝胆火盛或胃火炽盛，用清泻肝胆或胃火的方法即可奏效。

我曾治疗一例腿痛患者，该患女性，60多岁，主诉右腿痛半年余，以膝关节为甚，腰部CT及膝关节X射线检查未见椎间盘及膝关节病变，予局部神经阻滞疗法治疗即刻效果尚好，1天以后疼痛又作。后查其舌淡暗，苔白腻，脉濡细。询其身体状况，诉身倦乏力，气短懒言，自汗，走路抬不起腿，站立时间稍长即感膝软。考虑为气虚血瘀、湿阻经络，予益气活血、化湿通络之法，遂治以四君子汤合当归补血汤加味，同时配合针灸治疗，经1个月的调治疼痛消失。本病例若只从西医考虑确实未发现引起疼痛的病因，但采用中医辨证论治，针药配合效果良好。

3. 多种选择为疼痛患者提供最佳服务

无论采用中医方法还是西医方法，其目的都是为患者解除痛苦。每个患者的情况不同，其对治疗方法也有不同的诉求，除了尽快解决疼痛这一主要诉求外，往往还有其他不同的要求。例如有的患者不愿服用中药，有的患者对针刺有恐惧感，有的患者对西药的副作用有顾虑，还有的患者因怀孕、哺乳等对西药有畏惧心理等，因为有了中医和西医两种方法，给患者带来了极大的便利，也给了临床医生更多的选择。而中西医结合更是为疼痛性疾病的患者提供了一种安全有效的治疗方法。

对某些疾病来说，单纯使用中医或西医的方法都无法取得较为理想的治疗效果，而采用中西医结合的方法却可以改变这种情况。如痛风性关节炎，本病在急性发作时疼痛剧烈，患者难以忍受，此时用西药如非甾体类止痛药物或秋水仙碱等可以快速止痛，但却无法从根本上解决产生疼痛的关键问题，即有效降低血中嘌呤浓度。苯溴马隆、别嘌呤醇等虽可降低嘌呤浓度，但又有这样或那样的副作用，而配合中医中药治疗就成了比较稳妥的解决方案。急性期以用秋水仙碱为主配合清热通络的中药治疗，常用方为白虎加桂枝汤化裁。慢性期根据患者肾功能情况在选用苯溴马隆或别嘌呤醇的同时，结合辨证选方遣药，配合现代药理研究证实的具有促进尿酸排泄的药物，如黄柏、生牡蛎、茯苓、泽泻、车前子、地龙、秦艽、山慈菇等药，既可减少西药的用量，还可减少其副作用。大量实践证明，采用中药治疗高尿酸血症的确有良好的效果，不仅可有效降低血中嘌呤浓度，防止痛风性关节炎的急性发作，而且在改善脏腑功能，减少肝肾损害上也有明显作用。这样在急性期和缓解期分别采用西医为主中医为辅和中医为主西医为辅的方法就成了痛风性关节炎较为理想的治疗方案。

再如腰椎间盘突出症，对临床症状严重的病例采用西医手术方法治疗历史悠久，虽然也救治了不少患者，但后遗症的产生也是不争的事实。随着科技的进步，手术工具的改进以及治疗理念的更新，以往需要开放式手术治疗的病例如今已大大减少，更多是代之以微创手术。自从针刀疗法产生后，这种中西医结合的工具和治疗方法为本病的治疗带来了全新的变化，不需开放手术，无须孔镜介入，无须缝合，甚至无须住院，这种简便、实用、高效、副作用小甚至无的全新治疗方法大大方便了患者，使本病的治疗变得更加容易，以往许多需要手术的患者因此而免去开刀之苦。同样，这种方法也适合于颈椎病、膝骨关节炎、肩周炎等运动系统疾病以及三叉神经痛、偏头痛等神经系统疾病的治疗，这正是中西医结合为患者带来的福音。

疼痛是人类常见的症状和疾病，人类与疼痛的抗争始终没有停止，在治疗疼痛性疾病上中西医结合的路还很长，作为有两种不同治疗方法的中国医疗界，有必要不断探索中医和西医相结合的新理论与新方法，为疼痛的治疗做出新的贡献。

六、"不平则痛"病机理论及其对临床的指导意义

疼痛是临床常见的症状，对于疼痛以及疼痛性疾病的探讨一直是医学界关注的热点。病机是指疾病发生、发展、变化及其结局的机理，研究病机的意义在于为治疗原则与方法提供依据。西医学对疼痛的病因病机有许多理论与假说，而中医在这方面则明显滞后。从提升理论与提高临床疗效的目标出发，有必要对中医的疼痛发病机理展开讨论。

1. 何为"不平则痛"

长期以来，中医关于疼痛的病机理论大都不离"不通则痛"和"不荣则痛"两点，据此治疗疼痛的原则与方法也大都不离"通"和"荣"两端。但从大量临床病例来看，并非所有疼痛性疾病的病机都能用以上两点来概括。例如肝阳上亢的头痛、气上冲胸的奔豚气病以及肝气犯胃的胃脘痛等，其发病机制似不能用"不通""不荣"来解释。而治疗这些疾病所采取的平肝潜阳、平冲降逆、疏肝和胃等方法，也与通经活络、活血化瘀、养血荣筋、益气滋阴的治疗方法不同。特别是针刀医学诞生以来的一系列骨与软组织疾病的发病机制以及诊疗理念，更是对以上疼痛病机理论产生了强大的冲击。针刀对疼痛的治疗更多考虑的是如何恢复力的平衡。这就提出了一个问题，疼痛性疾病的病机是否在以上两种之外，还有未被我们所认知的其他形式？我认为，"不平则痛"就是不同于"不通则痛"和"不荣则痛"病机理论的另一种疼痛病机理论，如果不对这一病机加以重视，仅仅局限于"不通则痛"和"不荣则痛"理论，将束缚疼痛性疾病的发病理论探讨，也不利于疼痛性疾病的临床诊疗。

2."不平则痛"病机理论的内涵

（1）阴阳平衡是保持人体正常生理功能的必要条件

中医将正常的人称为"平人"，所谓"平"就是阴阳平衡，"平人"就是阴阳平衡的正常人。《素问·调经论》曰："阳注于阴，阴满之外，阴阳匀平，以充其形，九候若一，命曰平人。"阴阳平衡是保持人体正常生理功能的必要条件，只有阴阳平衡才能抗御外邪，保持健康，故"平人者不病也"（《素问·平人气象论》）。阴阳平衡包括阴平阳秘，气血和顺，所谓"平者顺也"（《灵枢·小针解》）。一旦阴阳平衡被打破，人体就会由正常的生理状态变为病理状态，疾病由此而生，而阴阳失衡的临床表现之一就是疼痛。

（2）"不平"是造成疼痛的重要原因

阴阳失衡会出现一系列的临床表现，疼痛就是其中之一，这在中医典籍中多有记载。

《素问·通评虚实论》曰"黄疸、暴痛、癫疾、厥狂，久逆之所生也"。《素问·玉机真脏论》曰"气逆，则头痛耳聋不聪颊肿"。《素问·方盛衰论》曰"气上不下，头痛巅疾"。这是阴不制阳，下虚上实，气机上逆所致。

《金匮要略》中的奔豚气病"奔豚，气上冲胸，腹痛，往来寒热"，也是下焦阳虚，气逆致痛的典型病证。

隋·巢元方《诸病源候论·头面风候》认为"头面风者，是体虚，诸阳经脉为风所乘也"。在此章节所言的"头风""首风"是对《黄帝内经》论述的进一步发挥，是指体虚伤于风邪引起的头痛，与后世医家所说的头风有所不同。在该书《膈痰风厥头痛候》云："膈痰者，谓痰水在于胸膈之上，又犯大寒，使阳气不行，令痰水结聚不散，而阴气逆上，上与风痰相结，上冲于头，即令头痛，或数岁不已，久连脑痛，故云膈痰风厥头痛，若手足寒冷至节即死。"在当时已经认识到"风痰相结，上冲于头"可致头痛。

相类的还有宋·严用和《济生方·头痛论治》曰："凡头痛者，血气俱虚，风、寒、暑、湿之邪伤于阳经，伏留不去者，名曰厥头痛。盖厥者逆也，逆壅而冲于头也。"

以上所论疼痛，均为阴阳失衡，或为阳气上亢，或为阴气逆上，或为邪火冲脑所致。这些疼痛病机用"不通则痛"和"不荣则痛"解释似感牵强。

而"不平则痛"则抓住了病机的本质。

西医学对疼痛的认识逐渐深入和细化，但力的平衡失调始终是疼痛医学关注的病机之一，特别是运动系统疾病的疼痛则多由力的不平衡所致。当体内的应力能够对抗外界的压力、拉力和张力时，人体的组织器官处于相对平衡的状态，表现为正常的生理状态。而一旦体内应力不能抗衡外界的力时，人体就处于失衡的状态，临床上就表现为各种症状，其中之一就是疼痛。

以膝关节骨性关节炎为例，当膝关节不能承受外界的压力时，关节软骨就会受到损伤，其结果不仅表现为疼痛，甚者出现关节畸形。再以椎间盘病变为例，腰椎间盘突出症患者产生腰腿痛症状的主要病理机制在于腰椎周围软组织的病变导致腰部动态平衡失调。正常情况下，椎间盘的内外压力是平衡的，由于椎间盘组织的退化，长期劳累负重或腰部肌肉长期的静力性损伤，造成椎间盘内压力增大，髓核膨出、突出甚至脱出，进而压迫周围的神经血管而产生疼痛。力平衡失调不仅表现在骨性关节炎的形成上，还表现在其他病理状态上，如脊柱侧弯、股骨头坏死、肩袖综合征、跟痛症、神经卡压等。总之，"不平则痛"的病机理论在运动系统疾病中体现得最为充分。

（3）"调其阴阳""以平为期"是"不平则痛"的治疗原则与方法

"不通则痛""不荣则痛"的病机相对应的治疗原则分别是"通"与"荣"，"不平则痛"病机的治疗原则为"调"，中药方剂的类型就是"和"法。这一治疗原则在《黄帝内经》中就有论述。

《素问·至真要大论》说："谨察阴阳所在而调之，以平为期。"这是由"不平则痛"病机引起的疼痛性疾病的治疗原则与方法，《素问·骨空论》也指出："调其阴阳，不足则补，有余则泻。"《素问·至真要大论》还有一段相关论述："谨守病机，各司其属，有者求之，无者求之，盛者责之，虚者责之，必先五胜，疏其血气，令其调达，而致和平。"更有"以所利而行之，调其气，使其平也"的具体用药法则。这表明，通过调整阴阳平衡来治疗疼痛是有传统理论依据的。

调（和）法是中医整体观念和辨证论治两大基本理论的具体应用，它重视人体结构和生理功能的整体性，认为局部的病变与其周围甚至全身的结构或内环境变化息息相关。疼痛也是如此，某一脏腑的疼痛有可能是其他脏腑病变所致，某一局部的疼痛有可能是其周围组织结构的不平衡所致，这种病理改变不适用"通"或"荣"的原则，而适合"调"的原则，在这一原则的指导下采取调和脏腑、调理气血、调整结构的方法方能收到止痛的效果。

用一句话来概括就是"不平则痛，非调不平"。

3. "不平则痛"病机理论对临床的指导意义

（1）指导诊断

根据以上的论述，我们可以在疼痛性疾病的诊断中将"不平则痛"的病机理论考虑进去。例如头痛一症，不仅应当考虑到瘀血阻络或经脉失养，还应想到肝阳上亢、肝火上炎；对于胃痛不仅应当考虑气滞血瘀或胃阴亏虚，还应想到肝胃不和；对于腰痛，不仅应当考虑寒湿痹阻瘀血阻络或肾精亏虚，还应想到筋骨失衡。只有这样才能在更广阔的思维方式下对疼痛性疾病做出正确的诊断，治疗才能有的放矢。

（2）指导治疗

①中药治疗：在调（和）的治疗原则指导下，对于肝阳上亢的头痛，临床多采取平肝潜阳的方法，方药如镇肝熄风汤；对于气上冲胸的奔豚气病证，则用平冲降逆的奔豚汤；对于肝气犯胃的胃脘痛可以疏肝和胃的柴胡疏肝散加减治疗。这些方法的共同点就是针对阴阳气血的偏盛偏衰采用调和的方药，达到阴阳气血平和的目的。

②针灸治疗：针灸是中医传统外治方法，有很好的止痛功效，以往在治疗疼痛性疾病时常说"通则不痛"，将所有疼痛性疾病的病机都归于经络"不通"，这是"不通则痛"理论根深蒂固的解释。实际上针灸的作用主要在于"调"，即调理经络的失衡状态，正如《灵枢·刺节真邪》所说"用针之类，在于调气"。《灵枢·根结》也说"用针之要，在于知调阴与阳"，又说"调阴与阳，精气乃光，合形与气，使神内藏。故曰：上工平气，中工乱脉，下工绝气危生"。指出高明的医生是要用针刺方法来"平气"，即使阴阳气血平衡调和，而不是单纯的"通"。王文远教授创立的"平衡针法"就是对这一治疗原则的具体应用。

③针刀治疗：针刀医学关于病因病机理论的一个重要部分就是力的平衡学说。朱汉章先生在《针刀医学原理》中指出："人体是一个封闭型的力学系统，在正常情况下，这个力学系统对于人体的生命活动来说，是相对平衡

的。"在谈到骨性关节炎的病因病机时又说："骨性关节炎（小的称骨质增生，大的称为骨刺）的根本原因是'力平衡失调'。"而力平衡失调的结果不仅仅是产生骨刺，在临床症状方面常见的就是疼痛，这是"不平则痛"病机理论在骨与关节疾病中的具体体现。

"用针之要，在于知调阴与阳"，这不仅是针灸疗法的使用精髓，也是针刀疗法需遵循的原则。针刀治疗疼痛性疾病的一大特点，就是朱汉章先生说的"调节力平衡（使人体内力学状态平衡）"，他还说："针刀不仅可以调节关节内的力学平衡，还可以调节其他组织器官包括内脏器官的力学平衡。"

将中医的这一治疗原则应用于针刀治疗学，对于建立针刀的治疗思路及制订有效的治疗方案都有重要的现实意义。针刀疗法与西医手术最大的不同在于，它不增加什么，也不减少什么，而是改变什么。这个要改变的就是力的失衡状态。对于疼痛性疾病，特别是运动系统的疼痛性疾病，要建立力平衡失调的病机观，要有调整力平衡的意识和手段，在针刀治疗方案的设计上要时时想到如何才能有效地纠正力的失衡。

例如治疗膝关节骨性关节炎，要松解股四头肌腱、髌韧带、髌支持带、腘绳肌等，以缓解髌股关节、胫股关节压力，不仅如此，还要配合牵引与矫正，尽可能地恢复膝关节的力平衡。治疗腰椎间盘突出，要松解横突间肌、上下关节突关节、棘间韧带、髂横韧带等，以减轻椎间盘的压力，改善椎间孔的紧张状态，达到终止疼痛的目的。

④推拿按摩：推拿按摩治疗疼痛性疾病的机理除了疏通经络、调理气血外，还有一个重要的机理就是调整力的不平衡状态。以腰椎间盘突出症为例，由于腰部肌肉的紧张使腰椎的压力加大，椎体之间的压力增加，使椎间盘受到挤压而发生膨出、突出甚至脱出，压迫脊神经而产生疼痛。推拿按摩就是通过各种手法放松椎体外软组织的紧张状态，解除椎体之间的压力，从而改善神经根的紧张度，达到止痛的目的。

（3）指导康复养生

调和的原则也适用疼痛性疾病的康复与养生，中医学认为，"法于阴阳，和于术数，食饮有节，起居有常，不妄作劳"（《素问·上古天真论》）是懂得养生之道的人的日常行为方式，"法于阴阳，和于术数"就是调和之谓，因为阴阳的正常状态就是平衡，术数的正常状态就是和顺。所以康复养生就要调和平衡。如因膝关节负重过大而导致膝关节损伤的患者，应尽量避免爬山、登高等运动，可以采取骑车、游泳等锻炼方式，减少外力过大带来的关节软组织损伤。颈及腰椎间盘突出症患者，可以辅以自我牵引，以减少椎间盘的压力，防止突出的进一步发展。再如肝火易动头痛目痛的患者，应当避免辛辣厚味饮食，多食清淡之品，防止痰热内蕴等，才是正确的康复养生法。

七、诊疗思路浅谈

诊疗疾病的思路非常重要，诊疗思路好像导航系统，思路正确，虽然交通方式不一样，有快有慢，但总会到达目的地。思路不对，导航系统会把你引向歧途，治疗南辕北辙。下面以案例来说明这个问题。

1. 如何确定真正的病因

2017 年 3 月 16 日接诊了一位来自内蒙古锡林郭勒盟的 36 岁女性患者李某，患者以失眠焦虑半年多为主诉。因为她是一位曾经跟我出诊的学生的表姐，这个学生曾跟我说患者胸痛，并没说她有失眠焦虑，所以我就问她不是来看胸痛的吗？这时患者才说了是有胸痛伴两胁疼痛，我问她痛了多久了，她说也是半年多。

此时我联想到两个主诉都是半年多，两者是否有关系？因而继续追问，失眠焦虑和胸胁痛哪个在前，哪个在后（本案中这点很重要）？患者说先是胸胁痛，后来才有的失眠焦虑。继续追问，什么原因引起的胸胁痛？患者说是练瑜伽时双臂极度后伸时间过长（大约 30 分钟）后引起的，疼痛呈针刺样，有时呼吸或按压胸骨疼痛会加重。

再问患者，是不是以为自己得了心脏病而焦虑？患者说是，因当时其一个亲属因心脏病去世，联想到自己胸痛是否也是心脏病，又由于双侧胁肋（偏上）疼痛，又怀疑是否乳腺有问题，所以忧心忡忡，心烦意乱，夜不能寐。有时入眠尚可，但常因劳后不易入眠，即使入眠也眠浅多梦。同时伴有腹胀、食后胃脘不舒、手足热感、大便质稀，日 1 行，体重急速下降，发病

3个月就瘦了5kg。辗转当地多家医院诊治，均以失眠和焦虑作为主要诊断，所用药物亦为治疗失眠和抗焦虑之品，症状非但没有缓解，反而越来越重。

查体发现左侧第4胸肋关节、右侧第4、5胸肋关节压痛（+++），双侧腋前线第4、5肋骨压痛（+++），双肋弓各有一压痛点。舌淡齿痕，苔薄黄，脉弦细。

至此发病机制已明，该患是因为练习瑜伽时双臂向后拉伸时间过久，造成胸肋关节及前锯肌牵拉过度，引起慢性无菌性炎症，故时常疼痛。患者误认为心脏及乳腺有问题，思虑过度而成焦虑症，失眠是焦虑症的一个主要临床表现。中医学认为是思虑过度，致肝气郁结，中焦运化失常，气机不调，故出现一系列临床症状。

此病西医诊断为①胸肋关节炎、肋软骨炎；②前锯肌损伤；③焦虑；④失眠。中医诊断则为①胸痛；②胁痛；③郁证；④不寐。因患者第二天要返回内蒙古上班，所以需快速解决问题，当即采取以下方法。

第一，解除患者的心理压力：告知本病与心脏没有什么关系，患者年轻，没有高血压、糖尿病、高脂血症，也没有心律失常等现象，所以不考虑心脏病；另外，胸肋关节炎、肋软骨炎都不是什么大病，可以很快治好，患者听后顿觉轻松。

第二，快速解决胸胁疼痛问题：局部封闭，在以上痛点各注射消炎止痛液1mL（地塞米松5mg+2%利多卡因5mL+腺苷钴胺1mg+注射用水10mL）。

第三，治疗焦虑失眠及其他伴随症状。①施用调神针法：百会、神庭、印堂、安眠、神门、膻中、期门、中脘、足三里、三阴交、照海、申脉。②中药半夏泻心汤合四逆散疏肝解郁，调理气机。方剂组成：法半夏10g，黄连10g，黄芩10g，炮姜6g，醋柴胡10g，枳壳10g，炒白芍10g，川芎6g，茯苓30g，炒白术10g，淡竹叶12g，炙甘草6g。7剂，水煎服。

翌日复诊，患者告知心情大好，晚间睡眠也有改善。查双侧第4胸肋关节（+），双侧腋前线第4肋骨压痛（+），双肋弓已无压痛。在上述各点继续按前法封闭，继续针刺治疗后患者返乡。

此案其实并不复杂，之所以治疗半年不效，是因为没有弄清发病的真正原因，即没有弄清诸多临床表现何者为因，何者为果。梳理此患发病及治疗过程其实很清楚：先由练习瑜伽过度引起胸胁痛，因疑虑心脏有病而导致焦虑（肝郁不舒），由焦虑而引发一系列精神和躯体症状（气机不调），包括失眠及消化系统症状等。之所以不容易理清，是因为焦虑症的躯体症状中也可出现类似胸肋关节炎及肋软骨炎的表现，如果不仔细问诊很可能将其视为焦虑症的一个躯体症状，这就是此前误诊误治的原因所在。不针对真正的病因（胸胁痛）治疗怎么会有好的疗效？所以详细的问诊及认真的分析十分必要。

还有一点值得注意，就是患者的主诉是否真的就是主要疾病？由于以往医者的误诊，特别是多家医院反复给出的诊断，使患者也认为自己就是患了这种病，因此往往将医者的诊断作为自己再次就诊的主诉，这样就容易忽略了真正的病因，也容易使后来的医生造成误判。比如本例患者，不是将胸胁痛作为第一主诉，而是将失眠焦虑作为第一主诉，如果不是之前其表妹给医生透露过胸痛的症状，有可能医者就会将胸痛作为焦虑症的躯体症状对待了。

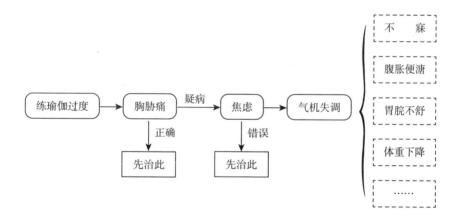

2. 诊断正确的重要性

有一韩国人宋某，男性，51 岁，2016 年 1 月 17 日来诊。主诉是右腘窝疼痛半年。患者自诉半年前出现腘窝部疼痛不适感，多于饮酒食肉后发作，下蹲时腘窝处胀满疼痛，但尚不影响行走。在韩国国内就诊时诊断为"痛风性关节炎"，检验血尿酸超标，但用相关药物无效。现疼痛较前有所加重，上下楼右腿不适。患者既往高尿酸血症，但无足踇趾跖趾关节及其他关节肿痛史。

体检时发现其右膝不能完全下蹲，右腘窝饱满，腘横韧带压痛（++）。股二头肌、半腱肌、半膜肌及坐骨结节均有明显压痛。

患者究系何病？第一，患者虽有高尿酸病史，但并无典型的痛风性关节炎临床表现，故不能诊断为痛风性关节炎；第二，症状发生在膝关节后方，下蹲不利显然不是股四头肌肌腱和髌韧带损伤所致；第三，不仅腘窝有压痛，而且股二头肌、半腱肌、半膜肌及坐骨结节均有明显压痛，显系腘绳肌损伤。

于是以 25mm×0.3mm 毫针在股二头肌肌腱和半腱肌肌腱各向下斜刺 15mm，以 40mm×0.3mm 毫针在二肌肌腹各选两点向下斜刺 30mm，以 60mm×0.3mm 毫针在坐骨结节直刺一针达骨面，行提插捻转手法，得气出现酸胀感后留针 20 分钟。起针后在坐骨结节以弹拨手法松解股二头肌和半腱肌、半膜肌起点，以按、揉、提、抓法松解股二头肌、半腱肌、半膜肌肌腹。治疗结束后，腘窝疼痛明显减轻，下蹲无碍。

一周后复诊，患者下蹲自如，腘窝略饱满，轻微疼痛，原腘横韧带、股二头肌、半腱肌、半膜肌及坐骨结节处压痛均明显减轻。继续以上治疗方法。

又过一周复诊，患者下蹲自如，腘窝胀感消失，除股二头肌止点腓骨小头处尚有压痛及结节外，余疼痛点均消失。在腓骨小头处行针刀治疗，疼痛消失。

本患腘窝疼痛系腘绳肌损伤，并非"痛风性关节炎"。痛风性关节炎是以关节急性肿胀热痛为主要临床表现的一种代谢性疾病，由于血中嘌呤增多，排出不畅，嘌呤渗出至关节滑膜腔，形成尿酸盐，刺激滑膜而出现临床症状，多发生在足大趾跖趾关节。本例患者仅是血尿酸增高，并无痛风性关节炎的临床表现，故可排除这一诊断。

为何总是在饮酒食肉后疼痛出现或加重呢？追问患者有无外伤史，患者开始说没有，但治疗后回忆起来每次都是在打高尔夫球后疼痛，而且打球后球友都要聚餐，饮酒食肉是常规节目。至此原因查明，右腘绳肌损伤是打高尔夫球引起的，只是打球后饮酒食肉，加上患者本身有高尿酸血症，患者认为疼痛与饮食有关系并以此作为发病的诱因告知医生。而医生未加详细询问，也未做相关体格检查，就误认为是痛风性关节炎。看来详细的问诊和检查十分必要。

原因找到了，就可以解释为何只是右侧痛了。腘绳肌包括股二头肌和半腱肌、半膜肌，股二头肌的长头和半腱肌、半膜肌的共同起点在坐骨结节，股二头肌短头起自股骨粗线。股二头肌走行在股骨的后外侧，其长头和短头终止于腓骨小头。半腱肌和半膜肌走行在股骨的后内侧，前者止于胫骨内侧面，后者止于胫骨内侧髁。股二头肌的长头和半腱肌、半膜肌收缩动作使髋伸展和膝屈曲，股二头肌短头收缩动作是使膝屈曲。打高尔夫球时初起双髋双膝均处于半屈曲位，当挥杆时右下肢有一个向右下方用力蹬踏的动作，同时躯干向左侧旋转并向左上方伸展，由于下蹬的力量与躯干旋转伸展的力线相反，猛烈击球的动作使本处于收缩状态的右侧腘绳肌受到强力牵拉，反复的强力牵拉使腘绳肌及其起止点均受到损伤，肌腱出现微小撕裂、渗出、水肿，临床表现则是疼痛及功能障碍。下蹲时受伤的肌肉受到牵拉，故腘窝部疼痛明显，不能完全下蹲，上下楼时亦牵拉腘绳肌，故有疼痛及不适感。

以针灸和推拿方法松解紧张的肌腹和肌肉的起始点，可促进血液循环，加速致痛物质的吸收，从而有效缓解疼痛，修复受损的肌肉。

八、关于列缺穴位置的分歧

2006 年北京针灸名家王居易教授在"北京市针灸名家经验学习班"上讲授八脉交会八穴的临床应用时，谈到现行列缺穴的位置可能有误，认为列缺穴应当在手太阴肺经的循行线上，而不是在手阳明大肠经上。受此启发，我对这一问题做了一些研究，现不揣鄙陋，将管窥所得陈述于下。

1. 列缺穴位置的分歧由来

关于"列缺"穴的位置，历代文献记载很不一致。《灵枢·经脉》曰"去腕半寸"；《脉经》《黄帝内经太素》曰"去腕一寸半"；至《针灸甲乙经》厘定为"去腕上一寸五分"。此后诸家如《黄帝内经明堂类成》《备急千金要方》《外台秘要》《普济方》《古法新解会元针灸学》等医籍皆从此说。但此说只指出了列缺穴在上臂纵轴上的位置，并未具体指出在横轴上的位置，由此引出了后世的分歧。

分歧的肇端起自对北宋王惟一所作《铜人腧穴针灸图经》（以下简称《图经》）一段话的理解。为方便教学与取穴，《图经》提出了一种列缺穴的简便取穴法，即"去腕侧上一寸五分，以手交叉，头指末筋骨罅中"。因此法简便易行，出处又为权威医籍，后世医家遂皆相沿袭。但这种取法仍只说明了列缺穴去腕横纹的距离，至于以手交叉时，食指指尖偏内侧还是偏外侧，《图经》并未指明，分歧也由此而生。由于对此取穴法的理解不同，产生了列缺穴的两种不同取穴位置。

（1）偏于外侧

《勉学堂针灸集成》曰："在腕后一寸五分，行向外。"《针灸学》进一步定为"在腕后桡侧上一寸五分"。至《中国针灸学》更为详细地描述为"在前臂桡侧之下端，桡骨茎突起之直上。取穴法：以两手之拇指食指张开，两虎口接合成交叉形，右手食指压在左手之桡骨茎状突起之上部，食指尖到达之处，约去腕关节一寸五分是穴位。以手侧置，穴位向上，以拇指爪甲在茎状突起之直上探取筋，而骨陷中，按定下针。"六版《针灸学》则更具体定位为"当肱桡肌与拇长展肌腱之间"（下文称之为列缺穴Ⅰ）。如果依据这样的定位方法，则列缺穴脱离了手太阴肺经循行路线而到了手阳明大肠经上。

（2）偏于内侧

《针灸大成》曰："手腕内侧一寸五分，手交叉，盐指尽处骨间是。"《针灸集书》曰："《明堂》云：一寸……高骨边内也。"现代王颖等认为如按六版《针灸学》取穴法，使本属于阴经的穴位位于阳部，于理不合。认为列缺穴的正确位置应是腕横纹上 1.5 寸，前臂内侧桡侧缘，桡骨茎突上方，拇长展肌腱尺侧（应为肱桡肌腱的尺侧）凹陷处（下文称之为列缺穴Ⅱ）。

目前学术界更偏向于列缺穴Ⅰ的定位方法，并使之成为教科书的通用取穴法，且将成为国际通用定位取穴法。但列缺穴Ⅰ与列缺穴Ⅱ两者究竟孰是孰非，尚无进一步的深入研究。

2."列缺"穴位置之我见

考《图经》"去腕侧上一寸五分，以手交叉，头指末筋骨罅中"一句，并未有将食指放在桡骨茎突上的具体描述，甚至连怎样交叉都语焉不详。其实

"以手交叉"句细究起来可以有以下几种情况。①一人左（右）手与另一人左（右）手相互交叉，即两人呈握手状，一人食指伸直，指尖恰在对方桡骨内侧上方手太阴肺经经脉循行线上，此时指尖所至之处为列缺穴Ⅱ。②一人双手交叉，但其中一手背朝向自己胸前，食指在下方，食指置于手太阴肺经上，此时指尖所至之处亦为列缺穴Ⅱ。③一人双手交叉，食指在桡骨茎突上方偏外，即现在教科书所定肱桡肌与拇长展肌腱之间位置，此时指尖所至之处为列缺穴Ⅰ。④一人双手交叉，食指在桡骨茎突上方偏内，肱桡肌尺侧与桡动脉之间，此时指尖所至之处亦为列缺穴Ⅱ。

以上4种交叉方法中，按第1、2、4种方法取穴，列缺穴位置均在手太阴肺经循行线上，即肱桡肌尺侧与桡动脉之间处。但第1种方法似与同身寸的概念不合，因同身寸是以自身的手指长度或宽度作为测量标准的。第2种方法不是习惯的双手交叉动作，如果是这种动作，《图经》应当有说明。因此以常理考虑，应当是第3、4两种方法中的一种。但究竟是哪一种呢，换句话问，究竟哪一种才更符合《图经》的本意呢？

考《图经》之前的古代文献，虽未直接指出列缺穴在前臂横轴线上的具体位置，但因《灵枢·经脉》已有手太阴肺经的循行路线，"循臂内上骨下廉"一句其实已经交代了列缺穴的横轴位置，这是不言自明的，因此后世取列缺穴都在手太阴肺经上，即经渠穴与孔最穴的连线上，这已是约定俗成的事，即便是《图经》也不例外。《图经》未具体点明食指偏外还是偏内，正说明《图经》在介绍这一方法时仍以穴在手太阴肺经循行线上为惯性思维，认为不需要刻意指明这一点。实际上这一惯性思维一直延续到清代，在此可以举出另外一个例证。清初严振（漫翁）编撰的《循经考穴编》在描述通里穴时指出："一法：兑骨直下一寸，子骨之内，大筋之外。又法：居神门后一寸，沿子骨内直刺下是，当与列缺相对，微前些。"通里为手少阴心经穴之络穴，在前臂掌侧，当尺侧腕屈肌腱的桡侧缘，腕横纹上1寸，既言与列缺相对，则其认为列缺穴在前臂掌侧无疑。

由于《图经》没有具体指出食指的偏向，因而这不经意的"疏忽"使后人对这一问题想当然化了，《中国针灸学》根据自己臆测，想当然地认为应当是"右手食指压在左手之桡骨茎状突起之上部"，本想使列缺穴的位置更具体化，更有章可循，却不知反倒误导了后来的学习者。

3. 有关"列缺"穴研究的一些设想

以上仅是我之蠡测，欢迎有兴趣者就此展开讨论，但拙作的目的并不在此。我认为，由于历史的原因，列缺的确切位置一时难以确定，如果只停留在寻章摘句的考证上恐怕是永远打不完的笔墨官司，而且也无多大实用价值。如果抛开纯理论的探讨，从临床的角度来对这一问题展开研究倒是一件很有意义的事，深入下去可能会有新的发现，说不定能为解决以上问题提供一些有价值的材料。王居易教授临床上常取列缺穴Ⅱ治疗咳喘、咽痛、偏头痛等症，认为疗效较列缺穴Ⅰ好，惜由于条件所限观察不系统，且未做符合统计学的设计。设想从临床试验和临床治疗两方面入手，选择特异性项目和主治证候作为观察指标，设立对照组做对比观察，看两者之间是否有差异，并且分析差异的原因。这样坚持做下来，资料积累到一定数量可能会有一个比较清晰的认识，也许到那时才能对本文的问题做出圆满的回答。如果能够引起有志者的研究，拙作的目的也就达到了。

九、正确认识子午流注

"子午"代表时间，"流"者流动，"注"者灌注，"子午流注"四个字最直接的解析就是人体气血随时间的变化而流动灌注，它代表的是依气血循环流注规律择时选穴的针刺方法。由此可知，它重视的是针刺时的时间因素，体现的是中医理论中的因时制宜思想。

我们知道，影响针灸疗效的因素很多，如辨证是否准确，穴性是否与证情相应，取穴是否准确，手法是否得当，患者体质状况及能否配合等，时间适宜与否不过是诸多因素中的一个，取穴首先要看其功能主治与所治证情是否相应，如果所选之穴并无治疗某证（或症）之功能，那么你什么时间针刺都不会取得良效。只有在穴一证（症）相应的基础上考虑时间因素，择时选穴才有意义。那种忽视其他因素，只强调时间重要性的做法是一叶障目不见泰山，舍本而逐末，结果是事倍功半。

如前所述，子午流注表达的意义十分简单，但为何给人以神秘莫测的感觉呢？主要是它包含内容纷杂和取穴方法繁琐。子午流注的取穴方法包括纳甲法、纳子法、养子时刻注学法，与之类似的还有灵龟八法和飞腾八法，这些方法涉及天干、地支、阴阳、五行、十二正经、奇经八脉、五输穴、数术、八卦等理论，习者先要搞清一大堆概念，记住一系列计算方法，熟悉许多穴位及属性，然后再进行推演，因而使得取穴成为一件繁冗之事，许多人因此望而却步，认为其室难入，其堂难登，遂使之蒙上了一层神秘的面纱。

但神秘与科学是两码事，两者并无必然的联系，当你在子午流注的殿堂外徘徊张望时，可能觉得它充满了智慧，是科学的化身。而一旦你登堂入室，揭开那层面纱时，你会发现那是一张有着先天缺陷，充满矛盾并不美丽的面孔。仅举一例，它包含的五种方法都认为自己最能反映人体气血流注规律，但如果你分别用这五种方法在同一时间内取穴，你可能会得到几个不同的穴位，请问你将如何判断孰是孰非？

综合上述，我们可以说，子午流注学说的立论基础是正确的，人体生理、病理情况随时间的改变而发生相应变化，这已由现代时间生物学和时间医学得到了证实。我们的先人在那样早的时候就认识到了这一现象并用来指导临床，应当说是难能可贵的。但在针灸疗法中，他们试图使之更加具体化、标准化时，却陷进了机械论的泥沼，使得这一取穴法看来更像是一个数字游戏。因此，走出误区，以科学的观点客观对待子午流注，吸取其合理部分，结合现代时间生物学和时间医学探寻符合人体规律的新方法，才是我们今天研究子午流注应取的态度。只有这样，才能避免盲目迷信而造成我们宝贵时间和精力的浪费。

十、汪机评子午流注

汪机（1483—1538），字省之，别号石山居士，明·安徽祁门人。《针灸问对》为其针灸理论与临床经验之总结，其中对子午流注的评论颇具特色，下面做一个介绍，供同道参考。

1. 驳"以时取穴",倡"穴以邪开"

子午流注针法的特点就是逢时取穴,即按照人体气血流注盛衰的不同时间选取有关穴位进行针刺。汪氏也讲"逢时",但他的"逢时"概念与子午流注不同,他说:"谨候其气,病可与期。盖言谨候气之所在而刺之,是谓逢时。如病在三阳,必候其气在于阳分而刺之,病在三阴,必候其气在于阴分而刺之。"可见汪氏所谓的"逢时",虽然也是"候气"之意,但这个"气"不是子午流注所说的"经气",而是"病气"或"邪气"。这一观点在汪氏的另一段论述中阐述得更为明确:"盖邪之来潮应之时,如波陇起,察其在何穴分,即于此时刺之谓之开。"汪氏认为某穴开与阖,应以邪之在否为依据,因而对纳甲法"阳日阳时开阳穴,阴日阴时开阴穴"的开穴原则持否定态度,认为其不合《内》《难》之旨。汪氏反对不问病邪所在而机械地以时间作为取穴的依据。

2. 批"五行配属之乱",斥"气血先后之说"

子午流注纳甲法的另一个开穴原则是"经生经,穴生穴",即依照五行相生的规律,按时辰顺次选取相生的经与穴。《子午流注针经》介绍的纳甲法的经穴五行配属有两种不同形式,即三焦、心包二经的五输穴按《难经·六十四难》所说的规律配属,为阴井木,阳井金;阴荥火,阳荥水;阴输土,阳输木;阴经金,阳经火;阴合水,阳合土。而其余十经的五输穴则与本经的五行属性同,如胆经肝经属木,则二经五输穴均属木,余皆同此。对于同一法中出现不同的五行配属关系,汪氏认为不合逻辑,斥之"颠倒错乱如此,与经合乎否乎"。

对纳甲法的"阳日气先血后,阴日气后血先"之说,汪氏亦加以驳斥,谓"此亦不通之论",并"以彼之所言证之彼云",说:"甲与己合,己日己巳时,脾引血出,甲戌时,胆引气行,固合阴日血先气后说矣。然甲日己巳时居前,而脾亦可引血先出,甲戌时居后,而胆亦可引气后行,如此则阳日血亦可先,气亦可后矣。何其言之不审耶?"不仅如此,汪氏又引《黄帝内经》有关营气与卫气的理论,进一步指出:"荣卫之行,各有常度,如此而谓阳日气先血后,阴日气后血先,不自知其乱经旨大矣。"考《黄帝内经》本有"营行脉中，卫行脉外"之理论，子午流注的创立者将其演化为"阳日气先脉外，血后脉内，阴日血先脉外，气后脉内"，进而又有"阳日气先血后，阴日气后血先"之说，并以此作为"阳日开阳经穴，阴日开阴经穴"的理论依据，这在汪氏看来是毫无道理的。因此他首先从纳甲法"合日互用"的理论推演出这一说法的自相矛盾处，继而从理论上正本清源，极具说服力。

3. 不明《赋》《韵》异源，混淆纳甲养子

《子午流注针经》系金·阎明广"采摭群经"编撰而成，其中包括《流注指微针赋》《井荥歌诀六十首法》等，这在阎明广的序中已有交代。《流注指微针赋》为金·何若愚所作，其中提到"养子时刻注穴法"，阎氏为《赋》中"养子时刻注穴必须依"句所做的注，就是该法的开穴方法。《井荥歌诀六十首法》（以七言绝句写成，又称《七韵》）则为不知何时代的"贾氏"所作，所述内容为纳甲法的开穴方法。二法开穴规律及所取腧穴基本相同，但开穴时间有异，纳甲法是以日干配合时干开穴，每穴占一时辰，而养子时刻注穴法则不管日干，只重时干，一时辰开五穴。汪氏一者未明《赋》与《韵》之来源不同，二者未弄清纳甲、养子的区别，因而提出"合何公于《七韵》中谓：井、荥、输、经、合五穴，每一穴占一时……而《赋》乃言：甲戌一时，木火土金水相生。五度一时，流注五穴毕。《赋》与《韵》出于一人，何其言之抵牾若是？不知不善于措辞耶？不知《赋》《韵》两不相通耶"的疑问。汪氏提出质疑，其本意在指责子午流注，故其后虽提出"《赋》与《韵》所说不合，莫若删去《七韵》，只存此说，庶免后人心落两疑，犹豫不决也"的解决办法，但最终还是落在了"二说俱与《素》《难》不合，无用其法"的立场上。汪氏本欲以此问题作为证实子午流注缺乏合理性的论据之一，但因以上原因，反倒成了千虑一失。这恐怕与汪氏未见到阎序有关，否则，以汪氏严谨的治学态度该是不会出此错误的。

第三章

针道一得

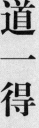

一、关于"针灸学"定义之我见

针灸疗法起源于我国，具有悠久的历史。长久以来，针灸学的定义似乎不是一个问题，但目前针灸界发生的一些事情却使之成了问题，为了针灸学术的发展也为了针灸疗法的推广，有必要对这一问题做分析探讨。

1. 干针是否属于针灸

经络腧穴理论是中国传统针灸疗法的理论基础，这已是中医界的共识。随着西医学的兴起与发展，随着针灸走出国门为其他学科所认识并被越来越多的西方人士所掌握，其指导理论和使用方法已经发生了巨大的变化。特别是近年来美国出现了一种被称为"干针"的简易针刺疗法，更是对该国的针灸行业造成了巨大的冲击。由于理疗师的推动，目前美国已经有几十个州允许非针灸师（主要是理疗师、整脊师）使用"干针"疗法。这些理疗师、整脊师并不承认"干针"是针灸疗法，这样他们就可以避开十分严格的针灸师执照考试，堂而皇之地进行针刺治疗。由于美国有约 22 万名物理治疗师和 7.5 万名整脊师，如果这些人都取得了"干针"的许可，对于只有包括 3000 多名华裔的 4 万名取得针灸执业执照的针灸师来说无疑是灭顶之灾。目前双方的争执仍在进行，争执的焦点是，"干针"究竟算不算针灸？反过来说，针灸疗法是否包括"干针"疗法？这个问题也同样摆在国内针灸界面前，即针灸是否包括"干针"等其他不以中医经络腧穴理论作为理论基础的针刺方法。如果不包括，则针灸界就没有必要为"干针"等疗法的发展大动干戈。如果包括，则必须有理论的依据，所谓名正才能言顺。虽然国内的专家认为"干针"的实质是针刺入人体治疗疾病，属于针刺疗法的范畴，但这一认知并未能从针灸学的定义中体现出来。那么我国针灸界对针灸学是如何定义的呢？

2. 国内对针灸学的定义

首先来看一下国内权威的"十二五"普通高等教育本科国家级规划教材、全国高等中医药院校规划教材《针灸学》对针灸学下的定义"针灸学是中医学的重要组成部分，是以中医理论为指导，研究经络腧穴和刺灸方法，运用针灸防治疾病的一门学科"，"其内容主要包括经络腧穴、刺灸法及针灸治疗"。

往前追溯到 20 世纪 90 年代，由孙国杰主编的普通高等教育中医药类规划教材《针灸学》定义："针灸学是以中医理论为指导，继承和发扬古代针灸学术思想和宝贵实践经验，运用传统与现代科学技术来研究经络、腧穴、操作技术、治疗法则、作用机制及防治疾病的一门科学。"

20 世纪 80 年代由刘冠军主编的全国高等中医院校函授教材《针灸学》定义："针灸学是祖国医学的重要组成部分，是研究用针刺和艾灸及其他作用于腧穴的治疗方法，来调整经络、脏腑、气血，用以防治疾病的一门学科。"

由广州中医学院主编的高等中医药院校外国进修生教材《针灸学》定义："针灸学是中国医药学的重要组成部分，是以中医理论为指导，运用针刺与艾灸防治疾病的临床学科。"

20 世纪 70 年代由南京中医学院主编的全国高等医药院校试用教材（中医专业用）《针灸学》定义："针灸学是祖国医学中的重要学科之一……针灸学是由'针'和'灸'两种治法组成的。它是通过针刺与艾条调整经络脏腑气血的功能，从而达到防治疾病的目的。"

从以上文献可知，20 世纪 70 年代以来的各种定义都与中医理论紧密相连。可以说，针灸与中医理论须臾不可分割。

3. 目前针灸学定义的弊端

目前针灸学定义包括三部分信息，其一是归属，"针灸学是中医学的组成部分"，划定了针灸学的归属是"中医学"；其二是理论基础，与以上紧密相连，"以中医理论为指导"，规定了其理论基础是"中医理论"；其三是研究内容为"经络腧穴、刺灸法及针灸治疗"。在这个定义规范下，针灸学被限制在很小的范围内，这样做的结果将产生以下弊端。

（1）限制了针灸理论的发展

从针灸的属性来看，作为一种治疗工具，究竟用何种理论何种方法来指导使用它，应当是见仁见智，并非只有"中医理论"一种，就像踢足球，可以有攻守平衡打法，也可以有全攻全守打法，还可以有防守反击打法。之所以一直以来将中医理论作为针灸的基础理论，是因为在古代中国，医学家只是发现了阴阳、经络、腧穴等这条途径，于是用它来指导针灸的治疗。尽管如此，古代医家还是认为有不同于经络的其他针刺点，经外奇穴和阿是穴的大量存在就是一个明证。如果仅仅将中医理论作为指导，仅仅是研究经络腧穴，无疑不利于针灸理论的发展。

（2）缩小了针灸学的内涵

按照目前的针灸学定义，"针灸学"实际上变成了"中国传统针灸学"。这个定义其实已经将自己封闭在"中医""经络""腧穴"的樊笼中了。以此定义来衡量诸多针刺方法，凡是不符合此定义的都不应称为针灸学，那么这些方法自然而然就被排斥在针灸疗法之外。而鉴于非传统针灸疗法的不断产生，"针灸学"又不愿放弃对其的"管辖"，所以在中国大陆各版针灸教材中均单列"其他针法"一节。从严格概念的意义上来说，如果以上不以中医理论做指导、不研究经络腧穴的各种针刺方法效法"干针"另立门户，脱离"针灸学"的"管辖"，"针灸学"当无话可说。

（3）不利于中国传统针灸疗法的传播

如果固守针灸的中医属性，不仅不能使中国传统针灸在国际舞台上发扬光大，反而会使从业者因深奥的中医理论的难以理解而放弃使用；或者各种针法都效法"干针"，为寻求自己的地位，借针灸学定义的排他性而挑起"独立风波"，这样都会大大影响针灸（包括中国传统针灸）疗法的传播与发展。实际上海外对针灸的理解已经不仅仅局限于中国传统针灸了，许多流派都有将中国传统针灸拉下老大地位的野心，"干针"风波只是将其表面化了，如果不能将针灸学的定义和内涵扩大化，这种纷争很可能还会继续下去。

4. 当代针灸学的现状

尽管迄今为止的针灸学定义仍然与中医理论紧密相关，但在临床实践中，无论是理论还是技术，针灸疗法的内涵都发生了很大的变化，当代针灸学已经不仅仅是中医理论和传统针刺方法所能囊括的了。回顾文献，当代不以中医理论为指导的针刺疗法主要有以下几种。

（1）神经干刺激疗法

这是一种以神经电生理为理论基础的针刺方法，主要在神经干或神经干附近选取少量的刺激点，通过各种方法来刺激神经干，引发神经冲动的传导来治疗各种疾病。其主要刺激方法有弹拨法、针刺法、电针法、注药法、埋线法。该法先见于20世纪50年代孙惠卿的《刺激神经疗法》，再见于20世纪70年代杨再春等的《神经干刺激疗法》。

（2）大脑皮层功能定位疗法

代表为头皮针疗法，以20世纪70年代出现焦氏头皮针为例，焦氏头皮针以大脑皮层功能定位的理论为指导，以大脑皮层功能区在头皮的投影为取穴依据，进针方法为平刺，手法只捻转不提插，捻转速度要达到200/min。其后出现的各式头皮针虽也掺进了中医和其他理论，但其基本理论及取穴仍以大脑皮层功能定位为主。

（3）生物全息疗法

大部分微针系统都是以生物全息理论为指导，以耳针疗法为例，20世纪50年代法国医学博士P·Nogier发表了世界上第1张耳穴图，这张形如胚胎倒影的耳穴图成为耳针疗法取穴的依据；还有20世纪70年代张颖清发现的第2掌骨侧全息穴位群，该穴位群不同于中国传统经络腧穴，而是以生物全息理论为依据的。其他如面针、手针、鼻针、舌针等都是如此。

（4）筋膜刺激疗法

以浮针疗法为代表，浮针疗法是运用浮针针具在局限性病痛（多数为肌筋膜触发点）周围或邻近四肢的皮下组织进行扫散手法的针刺方法。其理论与操作均与传统针灸学不同，按照浮针的发明人符仲华所说"中医传统理论不再是它的主导理论"。

（5）激痛点疗法

激痛点是指按压时可出现局部敏感痛点，甚至可引起远端疼痛，有时还可产生感传性自主神经症状及本体感觉障碍的部位。从其临床特征来看，它与传统针灸学中的阿是穴十分类似但它更系统，且有西医学的理论与临床基础。"干针"疗法实际就是以这些激痛点为针刺点的。

由以上可知，这些方法除了使用的器械与传统针灸学一样外，按照目前针灸学的定义，都不应算作针灸学。但为什么大家还都将其归在"针灸学"范畴内呢？主要原因有二：一是这些方法的发明人下意识地以其所使用的器械为该方法归类的依据，自然非针灸莫属。二是没有利益之争，特别是在中国大陆，不论属于不属于"针灸学"，都与使用该方法产生的利益无关，所以没必要在针灸学之外再立一个什么"学"。但是无论是从学术的观点来看，还是从利益的观点来看，当前的"针灸学"定义这个履都无法适应日益长大的"针灸疗法"的这个足了。如果不能站在历史唯物主义的立场上以与时俱进的发展的眼光审视这古老的医学方法，不能赋予其新的定义和内涵，"针灸学"将与现代的列车渐行渐远。

5. 如何重新定义针灸学

在目前的形势下，修正针灸学的定义势在必行且时不我待。那么目前形势下的针灸学该如何定义呢？

我查阅了20世纪50年代到60年代的部分针灸学教材，发现1965年王雪苔主编的《针灸学手册（修订第2版）》对针灸疗法的定义较为客观："针法是以针的机械性刺激，施用于身体特定部位的皮表或组织深部，以治疗疾病的方法；灸法是以艾绒或其他物质的燃烧热或化学性刺激，施用于身体特定部位的皮表，以治病的方法。"该书考虑到当时产生了不少新方法，而这些新方法从"刺激性质来看既不同于针又不同于灸"，因此强调"凡符合下列2个条件之一的，都可列入针灸疗法范围"，这2个条件是，"第一，以针的刺激为基础（单独针刺或在针的基础上合其他刺激），施用于身体的孔穴或较大的区域以治病；第二，任何性质、任何形式的刺激，施用于针灸学中所确定的孔穴以治病"。这个定义虽然也提到"孔穴"，但并没有刻意强调中医理论和经络腧穴；另外这个定义十分宽泛，两个"凡符合"基本可以涵盖所有的刺激方法，因此具有较为广泛的包容性，可以作为目前针灸学定义的参考。

针灸学不同于其他临床学科，其他临床学科是以所研究的疾病的类型划分的，如内科学、外科学、儿科学、骨科学等。针灸学研究的则是治疗工具及其使用方法和治疗机理，因此其定义的核心部分应该是治疗工具即"针"和"灸"，至于用何种理论作为使用"针"和"灸"的指导并不重要。而由于工具的演化与发展，"针"和"灸"的范畴已经扩展到一切以刺激机体产生效应的工具，因此凡是此类器具都应归在针灸的名下（这在国内是约定俗成的），而研究此类器具的使用方法和治疗机理的学科即为针灸学。

基于以上考虑，我试为针灸学定义如下：针灸学是研究以针法和灸法为代表的通过刺激机体来防治疾病的一类治疗器具的方法与机理的学科，其理论基础包括中国传统医学理论但不限于该理论。

以上为我的一家之言，愿与同道探讨。

二、针灸取穴宜少而精

善为针者，以一当十，取穴少而疗效高，事半而功倍。昔华佗"若当灸，不过一两处"，"若当针，亦不过一两处"，足为后世法；不善为针者，以十当一，取穴多多益善，冀广络原野，侥幸收功，事倍而功半。上工下工，由此立判。今之病家，谁不愿少受针而病瘳？故医者取穴宜少；今之医者，谁愿舍上工而就下工，故取穴须精。何以做到取穴少而精？我以为舍以下三条不能至也。

1. 明医理

医理乃择经选穴之基础，择经选穴首当辨证。腹胀有虚实之分，失眠有脏腑之别，胃痛有寒热之因，头痛有经属之异。不辨证则病机不明，病机不明则无以立法，法不立则无以施术。倘医理不明，临病遇症，有师施授受者，尚能应对一二，未曾见过之疾，只好以阿是敷衍，何来神效？即或不讲辨证而以西医立法者，亦需明西医医理，用头皮针者当明了大脑皮层功能定位区，用耳针者当掌握生物全息律，以神经作为针刺效应器者，更需熟知神经分布及功能，解剖、生理、病理了然于心，选穴施针才会有的放矢，故不论何派何法，明医理乃取穴少而精的前提。

2. 熟经穴

经络腧穴乃施针之所，经熟才能做到选穴少，穴熟才能做到选穴精。

熟经络需注意两点，其一，不仅要熟悉经络的体表走行，还需熟悉其体内走行，如果只知其表而不知其里，则无法判断某些症状为何经病。如呕吐伴头顶痛、目眩，不能认为是足阳明胃经病，而应想到是足厥阴肝经病，因足厥阴肝经"夹胃属肝络胆……连目系，上出额与督脉会于巅"，呕吐乃肝火（或肝阳，或肝胆湿热）上冲连及于胃所致，故选肝经穴治疗即可，不必再取胃经穴。若呕吐伴前额痛，则为胃经病，因足阳明胃经"循发际，至额颅"，当取胃经穴治疗。其二，不仅要熟悉某经一般的病症，还要熟悉一些特殊的病症。如足阳明胃经一般常见症为胃脘痛、呕吐、纳呆等，但某些神志病亦与足阳明胃经有关。《灵枢·经脉》云："胃足阳明之脉……病至则恶人与火，闻木声则惕然而惊，心欲动，独闭户塞牖而处，甚则欲上高而歌，弃衣而走。"倘能明了这些病症系足阳明胃经所有，则主选胃经穴，少佐心经穴治疗即可。我认为，作为针术之经典，《灵枢·经脉》中有关十四正经的论述必当烂熟于心。

熟经穴亦要做到两点，其一，既要熟悉同经或异经穴的相同功效，也要熟悉其不同之处。如足三里穴与丰隆穴均属足阳明胃经，都可治疗消化系统疾病，然足三里为足阳明胃经之合穴，补气健胃之力颇强；丰隆则为络穴，调和脾胃之功尤胜。故虚损之证多取前者，脾胃不和多取后者。又如神门穴与通里穴均属手少阴心经，但神门偏于安神镇静，通里长于消惊除悸，故失眠癫狂多取前者，心慌胸闷多取后者。再如合谷穴与复溜穴均可止汗，但合谷止外感热病汗多，而复溜则治阴虚盗汗。其二，既要熟悉传统的特定穴，也要掌握非传统的特效穴。传统的特定穴如五输穴，募、俞穴，原、络穴，八脉交会八穴等，是先人经过长期临床实践总结出的重要腧穴，对疾病的治疗有指导作用，不可不熟。而非传统的特效穴则是后人摸索出的对某个疾病有特殊疗效的腧穴，用之得当，确可一针见效。如治疗肩周炎的中平奇穴，治疗落枕的落枕穴，治疗鼻炎的鼻炎穴等。这些穴若与传统特定穴结合使用疗效会更好。

3. 讲手法

针刺手法乃影响疗效之重要因素，手法得当，一穴有数穴之效，一针有数针之功。观今之针法，流派繁多，异彩纷呈，但不论何法何派，均以得气为要。我以为，所谓得气，不能仅满足于局部的酸麻胀重感，而应以各种手法使气达病所。昔华佗"下针言'当引某许，若至，语人'。病者言'已到'，应便拔针，病亦行差"，是为得气之典型写照。临床上如以风池穴治头晕、耳鸣、视物昏花，除使局部酸胀外，还应使针感达到耳上及眼部。以曲池穴治疗肩臂痛麻，针感要上达肩部，下至手掌。以足三里治疗胃病，针感要向上传导，治下肢病针感要向下传导。如此便可以极少之腧穴取得极大之功效。倘能做到以上三条，则医者距上工非远而病者额首相庆矣！

三、浅谈针刺治疗失语症

失语（aphasia）是因大脑半球器质性损害而致的语言的接收、理解及组织表达等功能障碍的一种综合征。国外对此认识已有百余年历史，对其发病机制有较深入研究，检查方法亦较先进。但因治疗乏术，故未能取得理想疗效。我国针灸工作者则尝试用针刺方法治疗本症，取得了一些经验，但也因在指导理论及诊断、治疗上存在一些问题而使这一工作未能有长足进展，为了充分发挥针灸疗法在本症治疗中的作用，有必要对这些问题做一分析。

1. 以传统针灸理论做指导的局限性

语言（language）与言语（speech）是两个不同的概念。语言是指用来进行人与人之间的交际的任何可接受的、有结构的符号系统，包括口语表达、听理解、阅读及书写等内容。言语则是指应用语言代码进行口语交际的媒介，即语言中的口语表达功能。以此概念来看我国中医学关于语言障碍方面的论述，不难发现所涉及的大都是有关言语而非语言的。论述最多的是言语不能或不利，即所谓"失音""喑俳""瘖痱"等，如《素问·脉解》云"内夺而厥，则为喑俳"，《针灸逢源·中风门》云"喑哑，心受风，故舌强不语，风寒客于会厌，故卒然无音。又有肾脉不上循喉咙挟舌本，则不能言"。所述症状，似可包括在以口语表达障碍为主的某些失语类型（如运动性失语、经皮质运动性失语）中，但也可指某些并不属于失语症范畴，而是以单纯性言语表达障碍为主要临床表现的症，如延髓性麻痹、纯词哑等。由以上理论指导下的针刺治疗，当然也只能是仅仅针对言语不利或不能而言，所取经络腧穴大都针对发音器官如舌、咽、唇、齿等，概括起来有以下三类。

（1）以舌为心之苗理论为依据，取心经或心包经之穴。如《针灸大成》云：神门主"失音"，通里主"暴暗不言"，间使主"中风……暗不得语"等。

（2）取循行于舌、唇、齿、咽等的经络及腧穴。如手阳明大肠经"入下齿中，还出夹口，交人中"，故取合谷、曲池等穴，《马丹阳天星十二穴并治杂病歌》云：合谷治"口禁更难言"。足阳明胃经"入上齿中，还出夹口环唇"，故取颊车、四白、地仓、大迎、丰隆等（《针灸大成》）。足少阴肾经"循喉咙，夹舌本"，故《针灸大成》取涌泉、通谷；《针灸逢源》取阴谷、复溜。

（3）取靠近发音器官的局部腧穴及特定穴。如承浆、天突、金津、玉液、哑门等。

从以上分析不难看出，传统理论没能阐释诸多的失语现象，以它来指导西医学意义的失语的治疗是远远不够的。

2. 头皮针治疗失语的缺陷

今人发明的头皮针是以现代解剖学的大脑皮质功能定位区在头皮的投影作为取穴依据的，试图通过针刺头皮的某一部位来影响与之相应的大脑皮质区的功能活动。针对失语确定了三个言语区，似乎给失语症的治疗带来了希望，但仔细分析却并不乐观。

首先，头皮针创立之初的基本思路是建立在针刺的局部效应即近治作用上的。如欲治疗运动性失语（即 Broca 失语），则试图通过针刺言语一区（运动区下 2/5 段）来影响 Broca 区，改善其功能。愿望固然是好的，但这里却忽略了一个事实，即头皮与大脑皮质之间还隔着一层厚厚的颅骨，针刺刺激直接通过这层板障传到大脑皮质相应部位这一设想至今并未得到证实，因此，三个言语区的确定实有商榷之必要。

其次，退一步说，即使三个言语区确能治疗相应的失语，那对众多的失语类型来说也是远远不够的。以目前国际上较通用的本森失语诊断分类法（1979）来说，就有外侧裂周失语综合征（包括运动性失语、感觉性失语和传导性失语）、分水岭失语综合征（包括经皮质运动性失语、经皮质感觉性失语和经皮质混合性失语）、皮质下失语综合征（包括丘脑性失语和底节性失语）以及完全性失语、命名性失语等不下十种。而现在的头皮针只有治疗运动性失语的言语一区、治疗命名性失语的言语二区和治疗感觉性失语的言语三区，远不能满足临床之需要。

3. 诊断及疗效判定失标准化

近年一些单位和个人做了针刺治疗失语症的尝试，这对发挥针刺疗法的优势，探索治疗失语的新方法大有裨益。但从有关报道看，没能用标准的失语检查法来诊断本症及评估疗效是普遍存在的问题，这样做的结果是大大降低了报道的科学性和可信性。这是因为以下几点。

第一，欲诊断失语症，当从前述各语言功能的障碍轻重做综合分析，并非言语不能或不利就是运动性失语，理解有障碍就是感觉性失语，因为前者可见于延髓性麻痹或纯词哑，而后者也可见于纯词聋，不做全面细致的检查分析就轻易下失语的诊断，会将许多非失语症当作失语症治疗，其疗效当然值得怀疑了。

第二，如前所述，失语症的类型很多，各型失语在语言障碍表现上各不相同，运动性失语以语言的理解障碍为主要表现，命名性失语的特点是命名障碍严重，而传导性失语则以复述功能差为主，其他各型失语亦均有各自的语言障碍特点。如果不通过检查加以区分，就不可能根据各型失语的特点制订有针对性的治疗方案及采取相应的治疗方法，这样也就无法充分发挥针刺的作用，所谓"疗效"也不能反映出针刺的真实功效。

第三，由于治疗前未进行标准的失语检查及分类，因此疗效的判定也不可能做到清楚、具体。根据国内外有关报道，各型失语的预后差异很大，每种失语的各语言功能恢复程度也不一致，如果仅是笼统地报道治愈多少例、进步多少例，则既不能判断针刺对各型失语的疗效差异，更无法判断针刺对各语言功能的治疗效果，资料的价值大大降低。

由此可见，失语症的诊断及疗效判定失标准化是一个亟待解决的问题。

4. 关于今后研究工作的几点建议

为使针刺治疗失语这一工作朝着科学化、细致化的方向发展，根据以上分析提出如下建议供同道参考。

（1）详细了解西医学对失语症的认识，掌握失语症的检查方法，并将之运用于临床实际，使失语症的检查规范化。目前国内有北京医科大学第一医院、河北省人民医院、中国康复研究中心等单位参照国外的一些失语检查法编制的汉语失语检查法，可以参照应用。

（2）改变过去那种粗糙的疗效观察法，对各种类型失语以及各型失语的各种语言功能做分门别类的细致的疗效观察，最好先从单一的失语类型着手，取得经验，再扩大研究范围。另外，目前对失语症的疗效判定标准尚无统一意见，希望通过努力解决这一问题。

（3）突破中医传统理论及目前头皮针理论的束缚，通过实践，摸索出一套切实有效的治疗方法，使针刺治疗失语有新的突破，这是摆在每个研究者面前的最重要的课题，这个课题的解决还有待于全体研究者的共同努力。

四、调神针法的临床运用

1. 组方思路

神，是中医学极为重要的概念，神与形一样都是构成平人的要素，人若无神无异行尸走肉，故有"得神者昌，失神者亡"之说（《素问·五脏别论》）。临床上古人也十分重视治神，将治神作为保命全形的第一要务，《素问·宝命全形论》说："针有悬布天下者五……一曰治神，二曰知养身，三曰知毒药为真，四曰制砭石小大，五曰知腑脏血气之诊。五法俱立，各有所先。"《灵枢·本神》也说："凡刺之法，先必本于神。"可见神在临床治疗中的重要性。我在长期的临床实践中深深体会到，治神的要点是一个"调"字，"调"概括了治神的各种方法，所以治痛不调神，非其治也；治病不调神，非其治也。调神针法就是在这一理论指导下创立的。

2. 方穴方义

指导思想是平衡阴阳，调理神志，方法是在此基础上通过脏腑辨证，判定患者的脏腑虚实，选取具有调神功能的腧穴并按"五脏藏神"理论进行加减变化。

（1）基本方

百会、神庭、印堂、安眠（双）、神门（双）、足三里（双）、三阴交（双）。

（2）辨证方

①调心：症见心慌心悸，睡眠不实，加劳宫、膻中、内关；②调肝（胆）：症见急躁易怒、偏头痛，或悲伤欲哭，多梦，加太冲、阳陵泉、章门、期门；③调脾（胃）：症见脘腹胀满，大便不调，加中脘、关元、气海、天枢、公孙、丰隆；④调肺：症见胸闷，喘憋，鼻塞，咽痒，加膻中、天突、列缺、照海；⑤调肾：症见腰膝酸软、健忘、夜尿频，加太溪、关元、气海、涌泉（灸）。

（3）方义

百会位居颠顶，为三阳五会，具有开窍醒脑、升阳固脱的功效，是治疗督脉病、神志病，以及肝阳上亢、肝风上扰和风热上攻引起的头部疾患的要穴。神庭为督脉腧穴，有清头散风、镇静安神之功效。印堂亦在督脉上，功能明目通鼻，疏风清热，宁心安神。三穴合用可以调整阳气，镇静安神。神门为手少阴心经之输穴，又为原穴，心主神志，本穴有安神定志之功，是治疗神志病的要穴。三阴交为足太阴脾经之要穴，且为足三阴经之交会穴，与神门穴配合，可以调整阴经之经气，与以上督脉三穴配合，调整阴阳。足三里为足阳明胃经之合穴，"胃者，水谷气血之海"（《灵枢·玉版》），故本穴有健脾和胃，扶正培元，通经活络，升降气机之功能。安眠为经外奇穴，具有良好的镇静安眠之功效。以上诸穴合用，疏通督脉以调阳，疏通阴经以调阴，疏通心经以安神，疏通脾胃以调气。

考虑到患者以仰卧位为治疗时的舒适体位，故本法的基本方及辨证方均以人体正面穴位为主，辅以侧面穴位，以方便患者。

3. 操作方法

患者仰卧，全身放松。基本腧穴：①用 1.5 寸毫针，百会、神庭向后平刺 1 寸，印堂向鼻尖方向平刺 1 寸，安眠直刺 1 寸，三阴交直刺 1 寸。②用 1 寸毫针神门直刺 0.5 寸。③用 2 寸毫针，足三里直刺 1.5 寸。用电子脉冲治疗仪的4组导线分别接到百会（阴极）–神庭（阳极）、左安眠（阴极）–右安眠（阳极）、左足三里（阴极）–三阴交（阳极）、右足三里（阴极）–三阴交（阳极）。采用高频连续波，频率为50～100Hz。强度以患者有刺激感但不难受为度，30分钟。其余穴用平补平泻，均留针30分钟。

4.临床应用

调神针法功效是调和阴阳，宁心安神，主要用于失眠、头痛、头晕、焦虑、抑郁、痹证等。本法对于以睡眠障碍为主的疾病可作为主要方法，对于其他疾病可作为辅助方法。

我曾用此法加五脏调神相关腧穴配合局部取穴，针刺加走罐治疗纤维肌痛综合征40例，与只采用局部取穴针刺加走罐方法的40例做对比观察，连续治疗4周。比较两组治疗前后的疼痛感觉变化和抑郁状态的变化。结果：两组治疗总有效率分别为100%与97.10%。愈显率分别为64.82%与47.01%（$P < 0.05$），两组抑郁状态改善总有效率分别为97.30%与91.18%。极显著疗效与显效率分别为78.38%与55.88%（$P < 0.05$）。两组治疗前总疼痛分级指数（T–PRI）、疼痛目测类比定级法（VAS）评分无差异，治疗后两组均较治疗前效果显著，差异有极显著意义（$P < 0.001$）。组间比较评分差异均有显著性意义（$P < 0.05$；$P < 0.05$）。两组治疗前汉密尔顿抑郁量表（HAMD）评分无差异，治疗后两组均较治疗前效果显著，差异有极显著意义（$P < 0.001$）。两组之间相比治疗后HAMD评分差异有显著性意义（$P < 0.05$）。

五、肘三针（肘–膝交叉对应针刺法）

"肘三针"是我在长期临床实践中摸索出的一种治疗膝关节病的针刺方法，是将古典针法巨刺法和远道刺法与现代结构针灸法相结合的产物。其特点是肘–膝交叉对应针刺，通过在患膝对侧的肘关节选穴进行针刺以达到止痛、改善功能的目的，具有取穴简单、操作方便、疗效显著的优点。

1. 历史渊源

肘-膝交叉对应取穴法古已有之，理论来源应追溯至《黄帝内经》，《素问·阴阳应象大论》云"善用针者，从阴引阳，从阳引阴，以右治左，以左治右"；《灵枢·终始》则有"病在上者下取之，病在下者高取之"。从该方法的具体内容来看应包括两方面，一是上（下）病下（上）取，一是取对侧。上（下）病下（上）取在《黄帝内经》中属远道刺。取对侧则是《黄帝内经》中的"巨刺""缪刺"法。

后世亦有相关论述。如《针灸大成·杂病十一穴歌》曰"肘膝痛时针曲池，进针一寸是相宜。左病针右右针左，仅此三分泻气奇"。《肘后歌》曰："鹤膝肿劳难移步，尺泽能舒筋骨疼，更有一穴曲池妙，根寻源流可调停"。现代如《王文远平衡针治疗颈肩腰腿痛》的"膝痛穴"，《董氏奇穴实用手册》的"心门穴"都是在患膝对侧的肘部定位取穴针刺。

2. 肘三针的选穴特点与针刺原则

我亦采用上下部位相似对应法治疗膝关节痛，但我的方法与以上方法不同。

（1）选点

①肱桡关节；②肱尺关节；③尺骨鹰嘴窝。此为肘三针的基本穴位。另有加减：①肘尖；②桡侧副韧带；③尺侧副韧带。

（2）选穴特点

以解剖结构为基础，即按部位不按穴位，将肘膝对应的规律细化到具体的部位，膝关节与肘关节对应，股四头肌腱与肱三头肌腱对应，髌骨与肘尖对应，股骨与肱骨对应，胫骨与桡骨对应，腓骨与尺骨对应，膝关节外侧副韧带与桡侧副韧带对应，内侧副韧带与尺侧副韧带对应，内膝眼对应肱尺关节间隙，外膝眼对应肱桡关节间隙，左右上下交叉定点。

（3）针刺原则

根据《素问·刺齐论》中"刺骨者无伤筋，刺筋者无伤肉，刺肉者无伤脉，刺脉者无伤皮，刺皮者无伤肉，刺肉者无伤筋，刺筋者无伤骨"的分部针刺原则，演化为皮刺皮、肉刺肉、筋刺筋、骨刺骨。即膝关节皮肤痛则刺到相对肘关节的皮层，肌肉痛则刺到肌肉，筋（肌腱）痛则刺筋（肌腱），骨关节痛则刺到骨关节。

3. 肘－膝交叉对应针刺法的操作方法

（1）体位

嘱患者站立，双臂屈肘约 120°，双手置于下腹部（如礼仪小姐立姿手放置位），肌肉放松。

（2）选点

①一般的膝关节痛取对侧的肘三针点即可，如果双膝疼痛则取双侧肘三针点；②髌骨下方（髌韧带）疼痛则加取肘尖点；②内侧或外侧副韧带疼痛则加取对侧尺侧或桡侧副韧带点。

（3）针具

0.25mm×25mm 一次性针灸针。

（4）消毒

75% 酒精棉球局部消毒。

（5）刺法

①肱尺关节、肱桡关节均直刺，深刺。如果深刺有阻力，需稍稍活动肘关节，令关节间隙加大后再进针。进针后行捻转提插手法，患者有酸胀感即可。②尺骨鹰嘴窝直刺，髌骨上下活动滞涩者深刺到骨，活动松弛者到肌肉层即可，手法同上。③肘尖因为无间隙，所以让患者稍伸直肘关节，使局部皮肤放松。术者采用提捏进针法，一手提捏起肘尖部的皮肤，另一手由肘尖向手掌的方向平刺入皮下，行提插手法（行捻转手法易滞针）。④尺侧副韧带和桡侧副韧带点则从肱骨内、外上髁进针，向尺侧副韧带和桡侧副韧带平刺。

（6）运动

待行针有酸胀感后令患者做以下运动。①活动膝关节：患者健肢独立，让患肢抬起，做膝关节的屈伸动作。②行走：请患者尽量以正常步态行走，观察其行走步态有无异常。③蹲起：让患者做蹲起动作。如果下蹲或立起困难，术者可从外侧双手握住患者前臂靠肘的部位，请患者双手从内侧向外用力握住术者的前臂以为抓手，然后让患者慢慢下蹲，术者也随之下蹲，待下蹲到最大限度或患者感到疼痛时立起，立起困难者术者可助其一臂之力。可反复多次。待患者比较自如后再让其自行蹲起。④上下楼梯：请患者自行上下楼梯，询其感觉，如有疼痛则继续行针，反复多次，直至症状完全或大部消失。

（7）出针

以消毒干棉签抵在针刺部位，快速出针后按压针孔，以防出血（实际上出血情况很少）。

4. 注意事项

（1）检查髌骨

行此针法前需先检查髌骨的活动度，不管膝关节疼痛怎么严重，功能怎么受限，只要髌骨活动尚好，都可以将本法作为第一治疗手段。如果髌骨活动度较差，特别是上下活动受限严重，说明股四头肌肌腱和髌韧带钙化比较重，这种情况下可先用针刀松解股四头肌肌腱和髌韧带，使髌骨活动度加大后再行此法。此法和针刀疗法可同时施行，即针刀松解后可以此法配合减轻疼痛和增加活动度。

（2）注意保护

除如上述请患者抓住术者的手臂做下蹲的动作外，对年高体弱、明显下蹲困难者，应让助手在患者身后以双手扶于患者腋下加以护持，以防患者身体后仰着地发生危险。

（3）循序渐进

对大多数患者而言，一般一次即可有显著效果，做到蹲起自如，上下楼梯无碍。但对一些年高体弱、疼痛较重、蹲起严重困难者不可急于求成，这些人往往伴有较严重的骨质增生，如果强行蹲起，当时可能有显效，但过后疼痛会加重。因此，需循序渐进，通过多次治疗来逐渐增加蹲起和上下楼的强度。

六、膝八针治疗膝痛

膝八针是一种在膝关节局部取穴针刺的方法，是我临床常用的治疗膝关节疾病的方法之一，它的取穴特点是八个腧穴都在髌骨周围。

1. 髌周取穴的意义及价值

髌骨作为全身最大的籽骨,在下肢的构成与运动上占有十分重要的位置。髌骨与股骨髁形成髌股关节,周围强大的肌肉肌腱、韧带以及关节囊将其牢牢地固定在股骨与胫骨之间,因肌肉的舒缩运动而在股骨滑车中滑行,完成其稳定膝关节的功能。这种稳定功能的正常发挥是在内外应力平衡的状态下实现的。当髌骨周围软组织因损伤发生粘连、瘢痕、挛缩时,髌骨承受的压力加大,髌股关节应力值增加,影响了髌股关节面的吻合。髌骨脱离原来正常的运行轨道,髌骨与股骨关节面发生摩擦、撞击,关节囊与脂肪垫被损伤,随之润滑关节和供给髌骨营养的滑液将不能得到充分的供应。髌骨在长期重复遭受张力、压力磨损和不正常关节运动后,关节软骨面表现出不同程度的变化。所有这一切病理改变导致髌股关节运动不灵活。所以解除髌股关节的压力,使之恢复到内外压力平衡的状态就成为治疗膝关节疾病的一个重要内容,这也就是膝八针在髌骨周围取穴的重要原因。

2. 取穴与定位

(1)取穴

梁丘、血海、鹤顶、髌下、内膝眼、犊鼻(外膝眼)、髌内、髌外。

(2)定位

①梁丘:髌骨上外缘上2寸,在股直肌与股外侧肌之间。②血海:髌骨内上缘上2寸,在股四头肌内侧头。③鹤顶:髌骨上缘正中,在股四头肌肌腱中。④髌下:髌骨下缘正中,在髌韧带中点。⑤内膝眼:髌骨下缘,髌韧带内侧凹陷中。⑥犊鼻(外膝眼):髌骨下缘,髌韧带外侧凹陷中。⑦髌外:髌骨外缘中点,当髌外侧支持带中。⑧髌内:髌骨内缘中点,当髌内侧支持带中。

(3)意义

髌骨位于股四头肌肌腱中,集中股四头肌各方拉力,通过髌韧带传导到胫骨。髌骨的稳定主要靠股四头肌,强大的股四头肌肌腱覆于髌骨表面并向下移行为髌韧带,将髌骨牢牢地固定在股骨滑车中,针刺梁丘、血海和鹤顶,可以放松股四头肌的肌紧张程度,为髌骨减压。髌韧带为股四头肌肌腱的延续部分,上方起自髌尖和髌关节面的下方,向下止于胫骨粗隆及胫骨前缘的上部，针刺髌下可以松解髌韧带，减轻髌骨的压力。髌内侧支持带为股内侧肌肌腱的一部分，外侧支持带为股外侧肌的一部分，它们分别沿髌韧带的内、外侧下行，止于胫骨上端的内、外侧面，针刺髌内、髌外和内、外膝眼可以松解这两条韧带，为髌骨减压。以上诸穴合用可以有效松解髌周软组织，减轻髌内压力，改善临床症状。

3.针刺方法

（1）针具：0.25mm×40mm（1.5寸）一次性针灸针，局部75%乙醇消毒。

（2）操作：①血海、梁丘直刺1寸；行提插捻转手法。②鹤顶直刺或向髌骨底斜刺1寸，行提插手法。③髌下直刺1寸，行提插手法。④内膝眼、外膝眼向关节腔直刺1～1.2寸，行提插捻转手法。⑤髌外、髌内向髌骨底斜刺1寸，行提插捻转手法。

（3）留针20～30分钟，每隔10分钟行针一次。也可用电针仪或艾条温灸。

4.临床应用

（1）膝八针不仅可以治疗髌骨软化症，还可用于其他膝关节疾病，如膝骨性关节炎、痛风性关节炎、半月板损伤、急性滑囊炎、内或外侧副韧带损伤、风湿性关节炎等，如内或外侧副韧带损伤时，髌内、髌外穴可以向内、外副韧带方向平刺。

（2）本法可与其他方法配合使用，如蹲起或上下楼困难与肘三针配合使用；膝关节冷感可配合灸法；也可根据临床症状配合其他腧穴，如鹅足囊疼痛可加阴陵泉；下肢无力可加足三里、三阴交；屈髋无力可加伏兔、髀关。

七、指针对癌症患者的施用

指针是以手指代针，将各种技法通过医者手指施加于患者机体的特定部位，从而达到治病目的的一种特殊针法。因其简便易行、疗效显著、无副作用而深受患者喜爱。我在临床上将此法施用于癌症患者，起到了缓解疼痛、增进食欲、调整功能、辅助治疗的作用。

1. 指针施用于癌症患者的可行性

由于癌瘤的浸润、压迫及毒性刺激，癌症患者多出现疼痛，可同时伴有乏力、恶心、厌食等症状。经化疗或放疗者则可因药物或放射反应而致恶心、呕吐、乏力等症更显著，或由于对止痛药产生耐药性而疼痛无法缓解，许多患者则经长期消耗形成恶病质。此类患者往往不适合针刺，不仅如此，任何利器的刺入都是对患者机体的不良刺激；有些患者又因种种原因使药不能入。在这种情况下，指针就显示出了它的优越性。指针的特点之一就是不进入体内，又因其可随时调整刺激强度、变换技法而更显得稳妥、温和和灵活，易于为患者接受。虽然它能否直接作用于癌细胞这一问题还有待探讨，但其改善患者功能状态、减轻其他疗法副作用的效果却是可以肯定的，分析其作用为以下几点。

（1）缓解疼痛

指针可以通过腧穴、经络调动患者体内镇痛因素来达到止痛目的，特别是对内脏（如胃、肺、肝、胰等）肿瘤的疼痛效果更显著。

（2）止呕、增进食欲

点压足三里、中脘、内关、脾俞、胃俞等穴可收此良效，并可大大减轻因化疗、放疗引起的胃肠道反应。

（3）调养身心

指针与针刺另一不同点是医者在治疗时需始终与患者接触，这样可以减轻患者的寂寞孤独感，精神上得到安慰，这是一种看不到但能体会到的感受，是其他许多疗法所不具备的。

2. 指针的施用方法及注意事项

（1）方法

对癌症患者主要采用按、揉、震、捏等法。①按：即以手指直接按压于穴位上，力度以患者有酸、麻、胀的感觉为宜，应间断发力。适用于胸、背、腰、四肢、头面部穴位。②揉：即在按的基础上旋转发力，这样可以加大刺激量，容易得气，适用于躯干、四肢部位。③震：即以手指在按压部做上下震颤运动（手指不离开皮肤）。适用于腹部腧穴，如上、中、下三脘，天枢等穴，可促进胃肠蠕动。④捏：即以拇、食二指相对发力，同时点按两个穴位，可起到透穴及协同治疗的作用。如内关与外关、阳陵泉与阴陵泉、梁丘与血海、风池（双侧）、太阳（双侧）等。

（2）注意事项

①根据中医学经络腧穴理论按病情辨证选穴，同时配合敏感点可提高疗效。②参考有关检查结果可防止副作用的发生，如肺癌骨转移患者，应通过X射线或CT检查了解骨损伤情况，避免触及转移部位。③采取适当体位，以患者舒适为宜。如肺癌患者一侧有胸腔积液，喜侧卧位或半坐位，医者不可强求患者变换体位，以免增加其痛苦。④指力要适度，当视患者体质、病情及耐受程度灵活掌握。

3. 病案举例

张某，男，70岁，北京化工厂退休工人。1990年3月患者经北京肿瘤医院诊为"胰尾癌"。患者家属拒绝手术及化疗，要求服中药而于1990年9月18日收入我院。入院时患者形体消瘦、面色苍白、气短乏力、头晕心悸，胃脘堵闷疼痛、向左下腹放射，不能进食。查：腹软、剑突下及左下腹压痛，全腹未触及包块，肝大肋下2cm，中等硬度、无压痛。B超报告：胰尾占位性病变。因患者不能进食，每日给脂肪乳500mL、5%葡萄糖盐水500mL、复方电解质MG$_3$注射液1000mL液体维持。患者上腹痛较剧，除常规用布桂嗪外，每晚需再另用布桂嗪方能入眠2小时左右。9月25日我值班查房，适逢患者疼痛发作，俯卧于床，以手顶上腹部，呻吟不止。我即以指点压患者背部胃管下俞（又称胰俞，位于第8胸椎棘突下旁开1.5寸处）及脾俞、胃俞（均双侧），并行揉法，中强刺激。约10分钟，患者忽觉疼痛消失，可以仰卧，是夜未再用止痛药而安睡约5小时。次晨进食牛奶约200mL、油饼50g。后又施针数次，除上法外，还用震法点压中脘、天枢等穴。患者精神较前好转，每日能进食150g以上，由于患者已能进食，故停5%葡萄糖盐水，复方电解质MG$_3$注射液减为500mL，并同时服中药治疗，患者病情趋于稳定。

八、疼痛性疾病的针刺、针刀结合治疗思路

疼痛是影响人类健康的最大疾患之一，中国传统针灸疗法具有很好的治痛效果，长期应用于临床。针刀疗法问世以来，以其独特的工具、新颖的理论、迥别于针刺的操作方法为疼痛性疾病的治疗开拓了一片新天地，大大提高了疼痛性疾病的治疗效果，同时也赢得了越来越多医者的青睐。但是是否掌握了针刀就可以放弃针灸疗法了，或者说任何疼痛性疾病都可以用针刀解决？答案是否定的。多年的临床实践使我对如何在疼痛性疾病的治疗中选择针刺还是针刀疗法有所体会，愿与同道分享。

1. 针刀疗法既要学得进，又要跳得出

初学针刀者往往陷入一种对针刀的痴迷状态，或者说怀有强烈的针刀情结，无论什么病都要用针刀一试，认为针刀无所不能，可包治百病。我认为这是进入了一个误区，这个误区就是"针刀万能论"。针刀是多能的，但绝不是万能的。如果进入这个误区不能自拔，虽然能够满足自己的针刀情怀，却未必是患者的福音。

以我治疗膝关节痛为例，学习针刀早期曾用针刀治疗许多膝关节疼痛性疾病，包括膝关节骨性关节炎、髌骨软化症、内侧副韧带损伤以及髌韧带钙化、膝关节滑膜炎等，有疗效好的，但也有许多无效甚至疼痛加重的。是针刀操作不得法，还是有的疼痛根本就不适宜用针刀？以后尝试着用针刺的方法与针刀做比较，发现针刺对大多数膝关节疼痛都有较针刀疗法为佳的效果，而且操作简便没有什么副作用和并发症，患者容易接受。真正适宜于针刀疗法的膝关节疼痛其实仅占很小的比例。

针刀若想取得高效需要具备以下几个条件，适合的病症、正确的诊断、合适的术式、精准的操作、患者的配合、术后的护理与康复等，只有这些条件都满足了才能取得良好的疗效。然而以上条件都具备了，也只是在针刀的圈子里打转。跳出针刀的思维从其他的角度看临床，会发现有些疾病用其他方法可能较针刀疗法的疗效更好。只有跳出针刀的圈子，站在更高的层面，

以更广阔的视角审视针刀的地位，才能对疼痛性疾病的治疗有更全面的理解，才能从针刀情结中脱身出来。所以针刀疗法既要学得进，又要跳得出。

2. 针刺与针刀疗法各有所长

作为历史悠久、疗效肯定的针刺疗法，在维护国人健康、祛除病痛方面有不可磨灭的功劳。漫长的历史和广泛的实践都证明了其确有不容置疑的优点，工具简单、操作方便、容易为患者接受、操作得当无副作用，对许多疼痛性疾病都有良好的疗效。而关于针刺镇痛的作用机理也已为西医生理病理学所证实，世界卫生组织推荐的针灸治疗的 43 种疾病中就有 20 种为疼痛性疾病，这一切都说明针刺疗法在疼痛性疾病治疗中有着重要的地位。

针刀作为后起之秀仅有短短 40 多年历史，之所以能形成燎原之势，完全是凭借其卓越的临床疗效。针刀疗法的优势在于亦针亦刀的器械、在于对于病因病机的认识、在于独特的操作术和精准的治疗点，这些优势可以将以往需要西医外科手术才能治疗的疾病以微小的创伤加以解决，大大减少了患者的痛苦和经济负担。

由于以上原因，相对于外科手术来说，针刀疗法确实具有疗效好、操作简便、创伤小的特点，治疗疼痛性疾病有独特的优势，对一些顽固性疼痛如重症膝骨关节炎、股骨头坏死等确有很好的疗效，也常常作为首选方法。但并非所有的疼痛性疾病都适合用针刀治疗，如果不区分疼痛性疾病的病因及严重程度贸然使用，非但不能取得良好效果，相反会加重病情。比如髌骨软化症的早期、髌韧带钙化、膝内或外侧副韧带损伤等，虽然可以用针刀治疗，但针刀却并非最佳选择。

什么是最好的疗法？这个问题医生和患者会有不同的答案。从医生的角度看，疗效最好、最安全、技术最先进、操作最便捷是最好的方法；而从患者的角度看，除了疗效最好最安全外，痛苦最小、费用最低、副作用最小是最好的方法。

从器械来说，毫针与针刀最大的区别在于：前者的末端是针尖，后者的末端是刀刃。因此，毫针是"刺"入人体的，而针刀是"切"入人体的。不仅切进去，还要在体内进行切割、剥离、通透、撬铲等各种操作，所以针刀是有创的，尽管创伤很小。那么对于不需要采取以上操作就可以解决的病痛，使用针刀就多余了。而针灸疗法却可以最小的创伤和代价取得最好的疗效。从这点来看，针灸又有针刀无法比拟的优势。这正是"梅须逊雪三分白，雪却输梅一段香"。

3. 针刺与针刀疗法的选择与配合

对于疼痛性疾病如何选择针刺与针刀疗法，或者如何配合使用这两种方法呢？我有如下考虑。

（1）无结构改变的以针刺为主

无结构改变的疼痛多为功能失调，一般针刺、灸法、推拿等可以改善症状。如血管神经性头痛、肌紧张型头痛、三叉神经痛、带状疱疹、纤维肌痛综合征、风湿痛等，这类疾病无组织结构上的改变，多为神经刺激所致，针刺、灸法等即可解除疼痛。

（2）结构改变不重的视情况以针刺或针刀为主

如颈型颈椎病，有颈椎生理曲度变直的结构改变，也有颈项不舒、后枕、肩及上背部酸楚疼痛等临床表现，既可以采用针刺加推拿的方法，也可以采用针刀疗法，要根据患者的情况灵活施用。如患者时间有限，不能多次来治疗，可以针刀一次性解决问题。有的患者惧怕针刀，又有时间能够多次治疗，则不妨采用针刺、推拿等方法。再如轻度的膝关节骨性关节炎、髌骨软化症、内或外侧副韧带损伤等，大多可以针刺的方法解决，针刀用之不当反会造成损伤。

（3）结构改变严重的以针刀为主

由于组织结构改变较大而产生一系列较为严重的临床症状，如较重的神经根型颈椎病、较严重的腰椎间盘突出症、椎管狭窄症、重度膝关节骨性关节炎等，此类疾病患者因疼痛较重而治疗心情较为迫切，治疗的首要目的是快速止痛，改善症状，恢复功能。对此针刀疗法较为快速，疗效确切，因此应当以针刀治疗为主，针刺、灸法、推拿等作为辅助疗法。

（4）用针刺解决针刀治疗后的疼痛

针刀治疗后有时会出现局部的疼痛与不适，针刺可以很好地改善这些症状。如颈椎病针刀治疗后有些患者会出现局部胀痛、转头不利，此时针刺患者的颈痛穴就可以立刻缓解这些症状。再如膝关节针刀术后配合肘三针针刺患膝对侧的肘关节，可以立刻缓解局部疼痛。腰椎间盘突出症术后疼痛可针刺印堂、大椎缓解疼痛。

（5）重视治疗过程中针刺与针刀的配合

有些比较棘手的疾病如颈椎或腰椎椎管狭窄、重度膝关节骨性关节炎等，在治疗过程中往往需要针刺与针刀疗法的配合，特别是年高体弱者更要谨慎采用两种方法配合治疗。我往往是在针刀治疗后进行针刺、灸法、推拿等后续治疗，继续改善症状。如果针刺、灸法、推拿还未能完全解决问题，再适时针刀治疗，这样两者配合，交替使用，取得既解决主要矛盾，又不产生副作用的最佳治疗效果。

4. 膝关节骨性关节炎的针刺与针刀时机选择

那么在一个疾病中的不同阶段又该如何选择针刺与针刀疗法呢？我们以膝关节骨性关节炎为例来探讨一下这个问题。从影像学表现上可以将膝关节骨性关节炎临床分为四期，每期都有其相应的临床表现（表3-8-1）。

表 3-8-1　骨性关节炎的分期

分期	临床表现	影像学表现
1期（前期）	关节在活动后稍有不适，活动增加后伴有关节的疼痛及肿胀	在X射线及CT检查上看不到明显软骨损害迹象
2期（改变早期）	活动多后有明显的疼痛，休息后减轻	X射线改变较少，CT可见软骨轻度损害
3期（进展期）	骨软骨进一步损害，造成关节畸形，功能部分丧失	X射线可见关节间隙变窄，关节周围骨的囊性变，有时有游离体出现
4期（晚期）	骨的增生、软骨的剥脱以及导致功能完全丧失，关节畸形明显	X射线示关节间隙变窄，增生严重，关节变得粗大，甚至造成骨的塌陷

根据我的经验，一般1期和2期应以针刺以及灸法、推拿等理疗方法作为主要的治疗手段；到了3期则应以针刀作为主要的治疗方法，辅以针刺以及灸法、推拿等理疗方法；4期骨质损伤严重，关节变形，严重影响患者生活质量，应进行骨科手术，置换关节。如果因各种原因无法置换的，从缓解疼痛、延缓病情进展角度考虑，针刺和针刀可以视情况斟酌选用；如果进行了关节置换术，对术后出现的一些并发症或后遗症，则应以针刺以及灸法、推拿等理疗方法为主，针刀则作为辅助疗法。

九、腰椎管狭窄症的针刀治疗思路

腰椎管狭窄症是临床所见腰痛或腰腿痛最常见的疾病之一。本病的发病率尚未有流行病学的可靠依据，但65岁以上接受脊柱外科手术的人群大多是由此病引起的。从发病原因看有先天发育性和后天获得性，后者主要由于腰椎的退行性变引起，占大多数。以往由于中医治疗手段的匮乏，本病严重阶段往往需要依靠西医学外科手术加以解决，而外科手术不仅治疗费用昂贵，且常会出现一些后遗症，因此并非最佳选择。针刀疗法集中医与西医之所长，创造性地采用闭合性手术的方法为本病的治疗开拓了新天地，并取得了良好的疗效。结合多年的临床实践，将针刀治疗本病的思路介绍于下。

1. 腰椎管狭窄症的特点

腰椎管狭窄症与腰椎间盘突出症有类似之处，这是因为部分腰椎管狭窄由腰椎间盘突出所致，但两者除一些共性的临床表现外，前者还有一些特殊的解剖结构、病理机制及临床症状，需加鉴别。

（1）解剖结构

腰椎管狭窄是由于构成腰椎管的组织结构发生变化导致腰椎中央管、神经根管或侧隐窝狭窄。这些组织结构变化主要包括黄韧带肥厚增生、小关节增生内聚、椎间盘膨隆突出、骨性退变等，可知其形成原因并非一端，椎间盘病变只是其中之一。了解这些变化对于制订针刀操作方案很有必要。

（2）临床症状

除了可出现腰痛及下肢疼痛之外，其主要症状特点是神经性间歇性跛行以及臀部、大腿、小腿的无力和不适，这些症状在行走或下肢后伸后加重。另一症状特点是鞍区（会阴部）感觉异常和大小便功能异常。掌握这些特点对于本病诊断具有重要意义。

（3）病理机制

由于以上解剖结构的改变使容纳马尾、神经根的空间即脊髓腔容积变小，内压增高，从而引起马尾、神经根的受压而出现相应的神经功能障碍。由于行走或挺腰时腰椎前凸增加、黄韧带松弛变粗、椎间孔变窄，使得椎管更窄、容积更小，致使神经根受压引起疼痛；当下蹲或弯腰时腰椎轻度后凸，黄韧带绷紧变薄，椎间孔稍宽，容积稍增，则疼痛缓解，这就是间歇性跛行的主要病理特点。

（4）年龄特点

不同于腰椎间盘突出症患者年龄段较宽，从年轻到老年均可发生，腰椎管狭窄患者则大多年龄较大，50岁以上占绝大多数，这是本病形成与发展的过程决定的。由于以上诸多本病的解剖结构与病理改变非短时间可以形成，因此决定了本病发病过程的漫长以及年龄的偏大，也构成了患者体质及精神状态相应的特点，如体质较弱、耐受能力差、同时患有其他疾病（糖尿病、高血压、心脏病、中风）等，了解这些对于制订适当的治疗方案很有必要。

2. 针刀治疗思路

由于本病解剖、症状以及病机的特殊性，决定了针刀治疗思路不同于一般的腰椎间盘突出症和其他腰部疾病，其治疗目的、采取的措施以及治疗原则都有独特的考虑。

（1）治疗目的

治疗的目的就是减压，如上所述，本病临床症状产生的原因是椎管内压力过高，椎管内的高压力刺激马尾神经，欲改善临床症状非减低椎管内的压力不可。因此减压就是针刀治疗的目的，减压即可解除神经压迫，其结果是临床症状改善。

（2）治疗措施

为达到减压之目的，就要采取必要的措施，这个措施是扩容。扩容顾名思义就是扩大椎管的容积，有动物实验研究表明，椎管矢状径狭窄率达到36.51%±8.28%时，椎管容积下降23.04%±2.36%。通过针刀松解术减轻椎管外部的压力，改善椎管狭窄程度，使椎管容积扩大才能达到减压的目的。

（3）治疗原则

①重视整体：中医学的一大特点是整体观念，即将局部的病变放到全局的位置上考量，将某个时间点的病变放到整个病变过程中去考量。对腰椎管狭窄症的诊疗也应秉持这一观念，这样才能把握本病的发生发展规律，做出

正确的诊断与采取合理的治疗方法。应当认识到，腰椎管狭窄的形成不是某个椎体的病变，也不是单纯的软组织病变，而是多种组织、多个部位、多种因素共同作用的结果，因此治疗也不能仅局限于一种组织、一个节段或一个部位；同时应当认识到，本病的形成不是一个短的时间或某一突发事件的结果，而是长期、慢性病变的结果，因此治疗也不能局限于一个时间点或一个阶段。②照顾个体：即有针对性，虽然本病的病机及解剖结构变化基本一致，但由于个体的差异及形成过程中所受影响的不同，决定了每个个体病例都有自身的特点，所以治疗要有针对性，要照顾到每个个体的细微差别，以保证治疗的有的放矢。例如以间歇性跛行为主要临床表现的患者，其原因有的是黄韧带肥厚突出为主，有的是骨质增生为主，有的是椎间盘突出为主，还有的是椎体滑脱为主，在治疗时就要根据这些不同的病理机制制订不同的治疗方案。③循序渐进：本病的治疗要有打持久战的准备，不求速效。因为绝大部分椎管狭窄是组织结构长期病理改变形成的，所以这一病理特点决定了其治疗不可能一蹴而就，不能指望一两次治疗就能改变现状。可能经一两次治疗症状会有一些改善，但如果就此终止治疗，则临床症状很可能又会恢复到从前。因此医者要对此有充分的了解，并将这一信息告知患者，使患者有长期治疗的思想准备，这样医患配合才能取得较好的疗效。④兼顾他症：由于本病患者大都年龄偏大，不同程度地患有其他疾病，因此采用针刀疗法一定要注意安全，同时要照顾其他疾病，例如对患有高血压、心脏病的患者，一定要关注血压和心脏情况，应先使血压平稳、心脏情况稳定再适时针刀治疗。

3. 针刀治疗方案

针刀治疗腰椎管狭窄症的具体方法与腰椎间盘突出症相类似，包括松解横突间肌、松解黄韧带、松解关节突关节、松解神经根外口、松解坐骨神经等。但如何根据患者不同临床表现、如何在不同的阶段恰当地选择这些方法则很有讲究。一般来说，治疗方案应做到整体与局部相结合、长期与短期相结合、针刀与其他方法相结合。

（1）整体与局部相结合

①整体松解：与单纯的腰椎间盘突出症松解腰椎有临床症状的一侧不同，腰椎管狭窄症一般要松解腰椎两侧的软组织，其中最重要的软组织是横突间

肌和骶棘肌。横突间肌和骶棘肌是连接椎体的重要组织，松解两者可以有效降低椎体间的压力，为后续的牵引打下基础。针刀进入的部位一般选择第3、4、5腰椎横突以及第1骶骨面，由此沿横突上下缘进行切割松解。也可根据影像学检查结果同时向上沿第1和2腰椎横突松解。同时还要松解两侧的髂横韧带。②重点松解：以病变较严重部位的关节突关节以及黄韧带为松解点。松解关节突关节和黄韧带可进一步降低椎体间的压力，一般同时松解两侧的一对或两对关节突关节，黄韧带肥厚较严重者可松解一处或两处。

（2）长期与短期相结合

①长期治疗：由于本病形成过程较为漫长，解剖结构的改变、病理状态的形成不可能在短时间内改变，所以不能毕其功于一役，因此治疗是一个长期的过程。这个过程可能数月、一年甚至几年。这个过程包括医生的治疗和患者的康复训练，而且越往后患者的康复训练越重要，越成为主要内容。在这个过程中，治疗方案应当将医患双方采取的措施都包括进来。

②短期治疗：短期治疗即是要在尽量短的时间内集中解决患者最为痛苦的问题。一般来说有两种情况需要做短期治疗。一是患者初次来诊时，患者初次来诊往往是其最为痛苦的时候，此时就要尽快解决其痛苦。通常情况下一周松解一次是常态，但此时可以一周内进行两次松解，并持续进行，直至症状缓解。二是在长期治疗过程中患者因某些突发事件如负重、闪挫、寒冷刺激等致临床症状加重，此种情况下也应在短期内快速缓解临床症状。

（3）针刀与其他疗法相结合

针刀作为主要的治疗工具固然具有不可替代的重要地位，但其他疗法的作用也不容忽视，如针刺可以缓解疼痛，改善睡眠；推拿按摩可以放松肌肉，舒缓情绪；艾灸可以扶助正气，提高患者的抗病能力，这些方法对于消除患者的紧张情绪、提高疼痛耐受性、改善虚弱状态有很大帮助。可以与针刀疗法配合使用。另外有的患者对针刀疗法有恐惧心理或疼痛耐受性差，不宜连续针刀治疗，也可间以其他疗法。

我长期临床实践发现，针刀与牵引相结合非常有效，由于椎管狭窄的原因比较复杂，针刀虽然可以松解软组织，减轻外部压力，改善症状，但由于人是直立型动物，腰椎必然要承受腰部以上的重力，如果不能同时减轻这种重力，则针刀的效果必然打折扣。而腰椎牵引则可以有效减轻腰椎所承受的重力，将腰椎牵引作为针刀治疗的辅助手段是改善症状，保持疗效的重要保证。我将室内引体向上单杠运动健身器作为患者自我牵引的器具，不仅效果好，而且经济、方便，非常实用，深受患者青睐。

十、海外针刀应用与小微针刀

针刀是中国传统针具与现代外科手术刀结合的产物，它兼具针的侵入性和刀的切割性，结合两者的特性直接达施术点，在治疗的同时将无关组织的损伤减少到最小，因而实现了治疗效果的最大化。随着国内外医学交流的不断扩大，针刀疗法也传播到了国外，并取得了不错的疗效。但由于外国医疗制度和政策所限，国外针刀疗法开展得并不理想。

1. 海外针刀面临的问题

海外应用针刀疗法所面临的一个最大问题是麻醉药的使用。早期的针刀治疗是不做局部麻醉的，理由是怕神经血管被麻醉后针刀触及无感觉，会出现误伤神经血管的不良事件。但是不做麻醉确实给患者造成很大的痛苦，也常常因为局部组织的痉挛而无法取得最佳效果，特别是做一些需要较长时间（长是相对而言，实际上最长也就是数分钟）或较复杂的手术，如椎间孔外口松解术、关节囊松解术、黄韧带松解术等。如果想减轻疼痛，一个方法就是用较细的针刀，但细针刀对于需要较多的施术手法如铲、切、削、撬等不适用。一是太细的针刀往往两三刀才抵得上粗刀的一刀，耗费时间；二是太细的针刀刚性差，无法发力，许多手法完成不了。因此做这类手术使用的针具都比较粗，一般直径都在1mm左右，小于0.8mm的则不好用。既然不适合用较细的针刀，又需要较长时间的操作，给患者带来的痛苦可想而知。因此在做这类手术时常规性地给予局部麻醉就成为共识，这也是对患者人文关怀的一个体现。由此可知，麻醉药的使用与针刀的粗细以及手术的性质相关。而国外的医疗环境不像国内这样宽松，麻醉药的使用者必须是有专业资质的医生或护士，因此对于没有专业资质的针刀医师麻醉就成了禁区。而不经局麻径行针刀治疗患者往往无法接受，这是针刀在海外无法畅行的一个重要原因。

2. 小微针刀的应用

（1）针刀针具的演变

针刀针具的演变有两方面，一个是形态的变化；一个是粗细的变化。

从形态变化来说，基于针刀疗法的原理，结合不同疾病改变针刀的外形来适合临床需求应该是对针刀针具的发展。如王全贵的小镰刀、黄枢的针刀系列、治疗腱鞘炎的专用针刀、松解皮下组织的拨针、松解腱鞘的斜刃针、弯柄针刀等，都是从外形上对针刀的创新。

从粗细来说，由于早期的针刀主要用于治疗运动系统疾病，施术过程中离不了纵疏横剥、通透性剥离、铲、切、削、撬等动作，这就需要针体有一定的刚度，而刚度是要有一定的粗细来保证的，因此早期的针刀直径一般都在1mm左右，甚至有更粗的，如截骨针。以后由于适应临床以及患者的感受，针刀总体是向细的方向发展，最重要的原因是为了减少疼痛，便于操作。其中较为著名的是田纪昀教授改良的"刃针"，刃针实际上就是微缩的针刀，只是因为田纪昀教授在海外工作时，一是不能用麻醉药，较粗的针刀痛苦较大，所以将其直径缩小；二是"刀"的名称比较敏感，所以将"针""刀"两字前后对调，再在"刀"字上加一点儿，改称为"刃针"，这样就避开了"刀"的嫌疑。应该是个巧妙的思路。

现在市场上销售的小微针刀有不同的名称，"刃针"是其一，还有"套管针灸刀""微针刀"等，名称不同，实则一物。

（2）关于小微针刀

如前所述，海外临床的诸多限制和患者的要求决定了不可能用较粗的针刀，而作为针刀家庭中的小弟弟——小微针刀却可以一试。因为小微针刀具有针刀切割的特点，又具有毫针进针不痛的特点，无须麻醉，操作方法与普通毫针有相似之处，所以可以解决一些普通毫针解决不了或解决不好的问题。

一般将直径在0.4mm以下的针刀称为小微针刀，这是因为毫针的粗细规格有从26号到35号的区别，而26号毫针的直径是0.45mm（35号是0.22mm），所以将直径0.4mm以下的针刀称为小微针刀是合适的。

但是海外针灸界所用针灸针具直径大都在0.32mm（30号）以下，且大都以管针为主，所以采用0.35mm的套管针灸刀比较合适，因为粗了会痛，细了又无法发力；另外进针方法也一致，感觉上比较舒适。

表 3-10-1　毫针与小微针刀的异同点

		毫针	小微针刀
规格 形状	直径（mm）	0.22、0.25、0.28、0.30、0.35	0.35、0.40
	长度（mm）	长短均有，15～75	短，15、25、40
	针尖	针状	刃状
操作 方法	进针	套管敲入	套管敲入或直接刺入
	手法	提插、捻转	提插、捻转、切割

（3）小微针刀的适用部位及病种

因为小微针刀具有毫针的特点，所以凡是毫针适应的病种基本上都可以用小微针刀治疗。因为其与毫针有同样的进针和操作方法，所以无论是运动系统疾病、精神系统疾病还是内脏疾病都可以用其治疗。当然因其有切割的特点，还是以运动系统疾病为主，更适合用在肌腱韧带、关节、孔窍以及肌肉挛缩（筋结）等处。下面结合病症来谈一下。

①肌腱韧带类：如桡骨茎突狭窄性腱鞘炎、跟腱炎、髌周韧带、棘上棘间韧带等。

桡骨茎突狭窄性腱鞘炎：本病主要涉及拇长展肌腱、拇短伸肌腱和腕背伸肌支持带，严重者需要用针刀松解，不太严重但普通毫针效果不明显的可以用小微针刀治疗。由于不需要局麻，没有注入麻醉药后局部的肿胀，所以组织结构比较清楚，可以在拇长展肌腱和拇短伸肌腱之间进针刀，对腕背伸肌支持带做一个小的切割，以松解减压。方法是患手尺偏，使桡骨茎突部组织绷紧，摸清两条肌腱所在，持 0.35mm×15mm 的小微针刀，使针体与肌腱走行平行，针刃与腕背伸肌支持带垂直，在两条肌腱之间进针刀。当手下有硬韧感时用寸劲刺入切割，进针刀约 10mm，然后将针刀提到皮下，稍微换个角度继续进针切割，反复 2～3 次出针。针眼无须贴创可贴，保持局部清洁即可。

跟腱炎：对于反复不愈的跟腱炎可以用小微针刀治疗。方法是在跟腱上多点定位，多点松解，由于小微针刀的创伤性很小，不会对跟腱造成较大的切割，所以采取多点松解的方法较为有效。在跟腱与跟骨交接处中点及两侧取 3 ～ 5 点，在其上方每隔 1 ～ 2cm 取 1 点，可取 2 ～ 3 点。针体与跟腱垂直，进针刀到跟腱与跟骨相接之处，提插切割。

膝关节周围韧带损伤：主要有内、外侧副韧带损伤、髌韧带损伤、股四头肌腱损伤以及髌内、外侧支持带损伤等。此类损伤有时针刺效果不佳，如用小微针刀稍加切割就有很好的效果。比如髌韧带损伤，在髌韧带与髌骨交接的髌尖以及髌韧带与胫骨粗隆交接处用针刀切割可以松解紧张的髌韧带。

②孔窍类：如眶上神经卡压（眶上孔）、眶下神经卡压（眶下孔）、颏神经卡压（颏孔）。

③关节类：如腕关节炎、指关节滑囊炎、下颌关节炎等。

④腧穴类：如胰俞治疗糖尿病，神道、心俞治疗心律失常，八髎治疗尿频尿急、月经不调等。

3. 小微针刀使用注意事项

（1）小微针刀的使用需根据病情和治疗的过程酌情选用，并非完全一开始就用小微针刀。比如普通针刀治疗后还残留一些痛点或拘急不舒点，可以使用小微针刀善后。针刺效果不佳的以上各点也是小微针刀的适应部位。

（2）由于小微针刀有刃状刀锋，故进针提插切割时有时不免有少许疼痛，这点应事先和患者交代求得理解。

（3）如果需要针刀放血，如大椎及背俞穴放血泄热，可以不压迫针眼，直接拔罐放血。如果不需要出血，出针后需按压针孔以防出血。

十一、不安腿综合征诊治一得

不安腿综合征（RLS）最早于 1672 年由英国 Thomas Wills 用拉丁文报道，1940 年瑞典神经病学家 Ekbom 较详细描述此病，1945 年正式被命名为 RLS，故也称 Ekbom 综合征。这是一种原因尚不完全明了的运动或神经系统疾病，西医学从发病学角度认为其有原发性和继发性两种，原发性可能与遗传基因有关，继发性的则病因复杂，如包括营养缺乏性因素，继发于某些代谢性疾病、免疫系统疾病、帕金森病、下肢血管病、肿瘤、妊娠、服用某些药物等。本病是造成失眠的一个重要原因，其发病特点是动则无事，静则发作，患者每于上床休息时双小腿出现一种似痛非痛、似痒非痒、似酸非酸、似胀非胀的莫可名状的痛苦感觉，所以严重影响睡眠。

1. 中医的认识与针刺治疗

我对这个病的认识是从一个病例的诊疗过程开始的。

1992 年 8 月 21 日我们针灸科病房收入一个 69 岁的男性患者，一天我在病房值夜班，这位患者不睡觉，而是在走廊来回不停地走动。询其为何不睡，他说两条腿不能躺，一躺下就难受，痛苦异常，已经 7 天没有睡觉了，曾经诊断为"不安腿综合征"。虽然当时知道是这个病，但从未治过，故尝试用中医思维来考虑如何解决这个问题。中医学认为，阳主动，阴主静，阳入于阴则寐，阳出于阴则寤。此患不能静下来且不能入睡，说明其阳气太盛，不能入阴；下肢为足三阳经循行之处，下肢不宁定当责之足三阳经阳热太盛。于是在厉兑、足窍阴、至阴以及委中穴放血，为验证此思路，所以先在左侧施术。术后患者顿觉左下肢轻松，晚 8：00 上床睡觉，至 11：00 我去查房，患者酣然梦中，遂于右下肢同法施术。翌晨相告，原整宿不眠，昨晚酣睡 4 个多小时，其香无比。后又思，人之运动与阴、阳二跷脉密切相关，《难经·二十九难》云："阴跷为病，阳缓而阴急；阳跷为病，阴缓而阳急。"此患阳跷脉盛而阴跷脉虚，当泻阳跷而补阴跷，故再针时于申脉穴点刺放血，于照海穴用针刺补法，针后患者可每日睡 6 小时。当时只是用中医的理论和针刺方法试了一下，知道确实有效，但其西医的机理为何还是不清楚。

2. 庞继光教授对此病的认识

后来我看了庞继光教授的《针刀医学基础与临床》一书，在这本书里有一章内容是讨论下肢的急性骨（肌）-筋膜间室高压综合征，这是下肢外伤出血渗出导致骨（肌）筋膜间室压力增高的一种急重症。不安腿综合征则属于发生在肌筋膜间室的慢性高压综合征。从小腿的解剖来看，胫骨、腓骨骨膜间和小腿的前肌间隔以及小腿的后肌间隔将小腿分为四个间室，包括前室、侧室、后深室和后浅室，这四个间室的间隙中有肌肉、血管、神经等组织。庞继光教授从软组织损伤的角度对此病发病机理做了阐释，他认为此病是由于肌－筋膜间室或肌间隔内压升高导致的肌、神经、血管受压而引起的综合症候群。其基本病变应是由于肌筋膜内的静脉回流不畅，筋膜间室壁的通透性不佳，导致组织间内压增高，又进一步影响微循环而出现临床症状。当下肢活动时，静脉回流、新陈代谢和肌－筋膜间室的通透性尚可完成。而在静止时，静脉回流减缓，而筋膜通透性又不佳，导致肌－筋膜间室的新陈代谢过程变慢，甚至几乎停止，以至代谢产物堆积而产生一系列临床表现。由此来看，本病正是中医"不通则痛"病机理论的典型例证。

现代外科治疗急性骨（肌）－筋膜间室高压综合征多采用切开筋膜减压的方法，可使间室高压迅速消失，症状缓解，对于慢性肌－筋膜间室高压综合征所致的不安腿综合征同样可以循此机理和方法进行治疗。针刀治疗本病之所以有良效，是因其所具有的切割疏通功能恰好可以解决肌－筋膜间室内压增高的问题。由于针刀相对于手术刀来说非常细小，故多点广泛切割疏通十分必要，如此可达通则不痛的临床效果。

3. 针刀治疗方法

针刀对于此病有良好的疗效，一般 1～2 次即可治愈。参照庞继光教授《针刀医学基础与临床》一书中"慢性肌－筋膜间室综合征"的针刀治疗方法施术，具体操作方法如下。

（1）体位：患者俯卧位，充分暴露双小腿，踝下垫薄枕。

（2）在腘窝正中至足跟骨跟腱附着点的连线上均匀分为 5～6 等分，在每两等分的交界处定 1 点，共 4～5 点；另外如果患者临床症状较重，可在此线两侧旁开约 3cm 处再各定 2～3 点。

（3）麻醉：以 75% 乙醇局部消毒。每点注射 0.5% 利多卡因＋腺苷钴胺的混合液 1mL。

（4）操作：取 4 号 1.0 汉章牌针刀，刀口线与下肢纵轴平行，刀体与皮肤表面垂直，快速刺入皮肤，进入皮下组织 30～40mm，向上、下、左、右分别行纵行切割及疏通剥离 3～5 下，各点均采用此方法。

出针刀后用创可贴覆盖针眼，嘱患者两天勿使针眼着水。1 周后复查，症状未完全消失者可再行第 2 次治疗。

我曾用此法治疗 16 例患者，1 次治愈者 13 例，2 次治愈者 3 例，随访

1 年均未复发。有一位魏姓男患，35 岁，于 2014 年 5 月 11 日初诊。双小腿酸麻胀重 5 年余，每于夜间卧床时出现双小腿肚莫可名状的不适感，酸麻胀重，无处搁置，必下地活动方可缓解。曾行下肢血管超声、X 射线检查均未见异常，多方求医，服用西药安定、艾司唑仑、思诺思，中医针灸推拿、中药汤剂口服，先后花费 2 万余元，均不见效。十分痛苦。根据患者临床表现诊为"不安腿综合征"，以上法治疗 1 次症状消失。随访 1 年未复发。

4. 几点体会

通过本病的诊疗体会到，要取得好的疗效要注意以下几点。

（1）选择好适应证，帕金森病、肾功能不全、糖尿病等患者及妊娠者甚至精神疾患患者均有可能出现类似本病的临床表现，针刀治疗虽也可能获效，但远期疗效不确定，故不是最佳适应证。我曾治疗过一个女性患者，表现为左侧大腿有类似本病的典型症状，卧床 5 ～ 10 分钟即出现酸麻胀重及热感，起来行走则症状消失，烦躁较重，10 余天不眠，在相关部位行针刀术后局部症状消失，可睡眠数小时。但翌日症状又移至小腿，仍感烦躁。后家属带其去北医三院神经科就诊，诊断为①精神病；②焦虑状态；③不安腿综合征；④睡眠障碍。开的是治疗精神病的药物，服药后症状消失。所以对此病要注意鉴别诊断，以免误诊误治。

（2）选择好适当的针刀刺入点，本病的不适感大多发生在小腿后中间带，故腘窝正中至足跟骨跟腱附着点连线为基本选点部位，一般来说在此线均匀定点即可，如果小腿后方的一侧或两侧也有不适感则需同时选点。

（3）针刀刺入的深度要合适，由于小腿后方的肌 – 筋膜间室有后浅室和后深室之分，故深在的不适感需深刺方能取效，3 例接受第二次治疗的患者均为体肥之人，小腿部肌肉丰厚，第一次治疗未能彻底治愈很可能是针刀未能达到后深室的缘故。

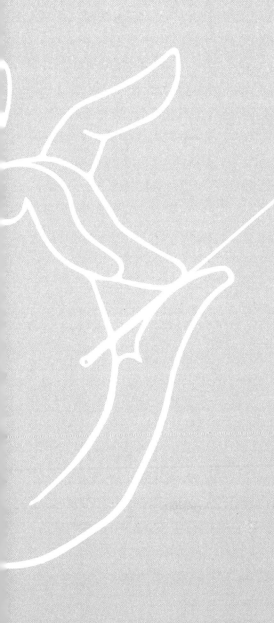

第四章

临证选粹

一、针灸治疗

面紧

马某，女，35岁。2015年12月13日初诊。

面部拘急紧张10个月。10个月前患焦虑症，自觉面部肌肉紧张不舒，经治疗病情缓解，但遗留鼻翼两侧至双目周围有拘急紧张感，不痛不酸不胀，严重时眼珠似被牵拉向脑内，同时伴恶心，上腭亦有紧张感，左面颊及内侧有异物感，有时颠顶痛。眠尚可，纳可，无腹胀，大便黏滞，日一行，舌淡齿痕，苔薄黄，脉弦细。

诊断思路：从症状入手分析，鼻翼两侧为手足阳明经走行之处，《灵枢·经脉》云"胃足阳明之脉，起于鼻之交頞中，旁纳太阳之脉，下循鼻外""大肠手阳明之脉……左之右，右之左，上夹鼻孔"，故本病似应责之阳明经输不利。但结合以往病情及其他症状，焦虑、上颚紧张、目抽，甚则恶心、颠顶痛等，又为足厥阴肝经症状，因"肝足厥阴之脉……夹胃，属肝络胆……上入颃颡连目系，上出额，与督脉会于颠；其支者，从目系，下颊里"（《灵枢·经脉》），而阳明经受其影响，亦出现经输不利之鼻翼两侧紧张感。故究其根本原应为肝气郁结，经输不利，夹胃气上冲头面。据此应以疏肝和胃，平冲降逆为法。

诊断：面紧（足厥阴肝经气逆，胃络痹阻）。

治法：疏泄肝经，平冲降逆。

（1）取穴

行间（双侧）、内庭（双侧）、丰隆（双侧）、合谷（左）。

（2）操作

选0.25mm×25mm毫针，内庭、行间沿皮向上刺；选0.25mm×40mm毫针，丰隆、合谷斜刺，行提插捻转手法。

行针后鼻翼及双目拘急紧张感明显缓解。

2015年12月15日二诊：前症明显减轻，鼻翼及双目感觉舒适。眼珠牵拉感、上颚紧张感、左面颊异物感未出现，亦无颠顶痛。继以上法针刺。

2015年12月18日三诊：各种不适基本消失，再针一次，后患者未再来诊。

按：此患初看似阳明经输不利，因阳明经循行于面部。但仔细分析，患者病起于焦虑，故当从肝入手，肝主疏泄，性喜条达，肝郁不舒可见焦虑不安，"肝病者……善恐，如人将捕之"（《素问·脏气法时论》）。抓住了这一病机，便可将诸多症状用肝足厥阴之脉的循行串联起来，复杂症状的由来变得十分简单，这就是经络辨证的优势。行间为足厥阴肝经之荥穴，具有疏通肝经经气之作用，不用井穴大敦放血，是因为热象轻微，尚无必要用清泻肝火之法；内庭为足阳明胃经之荥穴，可泻胃火，引胃气下行；丰隆为足阳明胃经之络穴，有沉降胃浊之功；合谷为手阳明大肠经原穴，升清降浊，疏风散表，宣通气血，主治头面部疾病，可达鼻翼。四穴合用使肝经得疏，胃气得降，面紧得松。

面木

杨某，女，60岁。2019年3月12日初诊。

右面颊麻木4年。素有焦虑抑郁10余年，4年前偶然发现头顶正中有一簇白发，北京大学第一医院、北京协和医院均诊为白癜风，其焦虑抑郁顿时加重，同时出现右目下鼻旁面颊麻木感，经中药、针灸反复治疗无效。现眠差，入眠困难，眠浅易醒，易激动急躁，急躁时右胁下胀痛，便干难排，3～4日一行。

查体：面黄少华，虚浮，眶下神经分布区域痛觉减退，触、温觉正常。舌淡胖齿痕明显，苔薄白，脉弦无力。

诊断思路：此患忧虑抑郁多年，来诊时并未说明出现面颊麻木之原因。诊其脉弦而无力，思其必有所因，故反复追问，方告知是因发现一簇白发被诊为白癜风而致焦虑抑郁加重，同时出现主诉症状。可知其年过"七七"，肝体已虚，不耐戕伐，稍受刺激则肝用失常。肝用失常则诸症丛生，肝气不舒则胁胀易怒，心肝血虚则抑郁不寐，胃络痹阻，面肤不荣则面部麻木，肠中气滞，肠燥血虚则便干难排。气血亏虚则面黄少华，脉弦而弱，脾胃虚弱故舌胖苔白。

诊断：①面木（肝郁脾虚，胃络痹阻）；②不寐（心肝血虚，心神失养）；③便秘（肠燥血虚）。

治法：疏肝健脾，养血安神，通络荣肤。

（1）取穴

分3组：①太冲、期门、天枢、大横、支沟、上巨虚（均双侧）；②调神针法诸穴；③右四白（眶下孔）、迎香、合谷、内庭。

（2）操作

①选1寸毫针，期门穴向外下方斜刺，太冲穴向上方斜刺，支沟穴直刺，选1.5寸毫针，天枢、大横、上巨虚直刺。诸穴行捻转提插手法，得气后留针20分钟。②按调神针法针刺调神诸穴。③选1寸毫针，四白穴斜向上刺，行提插手法出现麻窜感；迎香向睛明穴方向平刺，合谷、内庭穴直刺，行提插捻转手法，得气后留针20分钟。

患者已连续服中药汤剂半年，不愿再服，予加味逍遥丸，6g，日2次口服。

2019年3月13日二诊：自诉昨日针刺治疗后麻木感减轻，睡眠改善，昨晚10：00即有睡意，10：30入睡，今晨7：00方醒。

按上述方法隔日治疗1次，每周治疗3次。经1个月的治疗，局部麻木感基本消失，睡眠明显改善，大便通畅。

按：此患症状较多，病非一种，但病机并不复杂，归纳起来还是肝脏体用两损。肝为血脏，体阴而用阳，体损则神无所养，用损则气机逆乱，神虚气乱则杂症丛生。故治疗当抓住主要病机，太冲、期门、天枢、大横、支沟、上巨虚疏肝以调气；调神针法养血以安神；四白、迎香、合谷、内庭调阳明经气以止面木。

该患者初起并未说发病缘由，诊其脉弦，问起是否有不快之事方告知上因。盖脉弦浮而有力者易诊，多为肝火上炎或肝阳上亢，病因、症状一致。弦而无力者往往症状多样，初看与肝无关，但最后往往会追到肝气郁结上。因为肝气郁结会出现各种症状，有时这些症状严重反而使医患都忽视了最初的病因，因此诊察要细，弦而无力之脉一定要问情志之事。

口唇瞤动

马某，男，67岁。1997年7月28日初诊。

唇周麻木瞤动10天。患者素喜饮酒，嗜肥甘。近日口唇时痒麻动，不能自已。曾延医针治，尽取口唇部腧穴（如水沟、地仓、承浆）及合谷，收效甚微。患者体胖，面赤多汗，双目炯炯，口中热臭，便秘，舌红，苔黄褐，脉滑有力。

诊断思路：素喜饮酒及嗜食肥甘，久之必致中焦痰热壅盛，下连及肠。《灵枢·经脉》云："胃足阳明之脉……旁纳太阳之脉……入上齿中，还出夹口环唇"，"大肠手阳明之脉……入下齿中，还出夹口交人中，左之右，右之左"。阳明经有热而不得泻，上迫目窍则可见目炯有神，鼓动口窍则可见口唇痒麻瞤动，热逼津出故多汗，发于面则面赤，出于口则口臭。故当为阳明经热盛无疑。

诊断：口唇瞤动（阳明经热盛）。

治法：清泄阳明实热。

（1）取穴

商阳（双侧）、厉兑（双侧）、水沟。

（2）操作

以三棱针点刺商阳、厉兑二穴放血，每穴约放血3mL；再以0.3mm×25mm毫针刺水沟，进针后先分别向左右两侧探刺，较大幅度捻转数次，然后直刺，留针25分钟。

出针后痒麻瞤动消失，嘱其服牛黄清胃丸巩固疗效。

按：似此热盛之证，拘于口唇之穴及"面口合谷收"之说未免舍本逐末，故虽也曾有医在局部针刺，但疗效不好。此时当以刺血之法，于二阳明经之井穴釜底抽薪，使热随血泻，再予牛黄清胃丸直折其热方可见效，水沟左右探刺是通其经络，促其热泄之法。

亡阳证

许某，男，64岁，工人。

患者于1980年患脑出血，遗有右侧肢体不全瘫，1992年7月12日晨起时突然出现肢体无力，不能起床，言语不能，于 1992 年 7 月 13 日收入病房。

查体：体温 36.6℃，血压 180/90mmHg，心率 102 次 / 分，呼吸 5 次 / 分。神清，双瞳孔等大正圆，光反射灵敏，颈软，无抵抗感，右上肢肌力 3 级，右下肢肌力 4 级，肌张力高，腱反射亢进，吸吮反射、掌颌反射、Gordon 征（戈登征）（双）、Babinski 征（巴宾斯基征）（双）均（+），面色晦暗，口唇发绀，心律齐，第二心音亢进，未闻及病理性杂音，双肺清，舌淡红，苔白腻，脉沉细。

诊断：中医为中风 - 中经，气虚血瘀，痰湿阻络。西医为脑梗死。

入院后予中西药物及针灸治疗，其间曾有上呼吸道感染。

1992 年 8 月 1 日再发脑梗死，8 月 2 日鼻饲饮食时呛出又反流至呼吸道，出现呼吸窘迫，经抢救病情缓解。几日来体温升至 39℃左右，虽经抗感染治疗及物理降温，但体温下降不满意。

1992 年 8 月 3 日 9∶35，血压 70/45mmHg，心率 126 次 / 分，呼吸 42 次 / 分。即予多巴胺，后血压升至 90/60mmHg。心电图示频发早搏（房早，部分呈二联律）。完全性右束支传导阻滞。呼吸音粗，呼吸 36 次 / 分。患者双睛向左上凝视，左瞳孔稍大于右，约 4mm，对光反射灵敏，锥体束征同前。查：BUN（尿素氮）37mg%，Na^+132.2mmol/L，K^+4.21mmol/L，Cl^-98.9mmol/L，CO_2CP（二氧化碳结合力）15.5mmol/L，BS（血糖）95mg%。患者血压较低，开双通道，一条予常规液维持，一条予升压药、多巴胺及间羟胺维持血压、呼吸。

1992 年 8 月 4 日，患者血压开始下降，体温降低，18∶00 我上夜班接班时，查体温 35.2℃，收缩压 70mmHg，心率 84 次 / 分，患者神昏，呼之尚有反应，压眶反射存在，双瞳孔等大等圆，对光反射尚灵敏，右角膜反射消失，心律齐，心音低钝。四肢不温，冷汗出，面色㿠白，气息微弱，脉微欲绝。考虑为元阳欲脱，急宜回阳救逆。急让患者家属外购粗盐，铺于神阙穴，再取清艾条中艾绒，撮成高 2cm 之大艾炷置于盐上点燃，嘱家属守护，更换艾炷。余仍以前药量（5% 糖盐水 200mL+ 间羟胺 18.9mg，静脉点滴，1mL/min）维持。

行灸 20 分钟后，患者腹内响动，神志略清，呼之可应，精神转佳，安睡。19∶45 解小溲 1 次，排尿约 150mL，血压升至 105/68mmHg，体温升至

35.8℃，冷汗止，气息较前安稳。继续施灸同前。

23：00，体温升至36.2℃，血压90/60mmHg，心率80次/分，律齐，呼吸32次/分，继续施灸神阙，同时加用艾条温和灸关元，并用雀啄灸灸百会。

1992年8月5日3：00小便1次，排尿量150mL。面色红润，精神转佳，四肢已温，脉虚不微细。再测体温36.8℃，血压98/75mmHg，心率80次/分，律齐，呼吸36次/分，呼吸音仍粗。元阳已回，胃气已现，病情缓解，顺利交班。

因此患者不是我主管，后续治疗未能参与。6天后患者终因心、脑、肾、肺多脏器衰竭而逝。

按：此患年高体弱，病情危殆，晚间无法取药煎煮，针刺又不方便，拯溺救焚，岂待整冠束发，情急之下，艾灸是最好的方法。古人早有明训"针所不为，灸之所宜"（《灵枢·官能》），"药之不到，针之不及，必须灸之"（《医学入门》）。灸法是中医最古老的外治法之一，有扶阳固脱，升阳举陷，温经散寒，行气通络之功，隔盐灸神阙的方法曾经学过，也给学生讲过，但都是纸上谈兵，从未在临床使用过，此次施用，见证了奇迹。灸20分钟后患者腹内便有了响动，说明阳气已开始回复，可以鼓动丹田之气运行，所谓"大气一转，其气乃散"（《金匮要略》），阳气运转，阴霾消散，体温因之上升，面色因之红润，冷汗因之不出，小溲因之通畅，灸法威力不可小觑。

腕痛

唐某，男，62岁。2016年2月22日初诊。

左腕疼痛3年，加重半年。3年前曾跌仆致左肘着地受伤肿痛，经治疗症状消失。但随后出现左腕桡侧疼痛，每于左大指外展背伸时疼痛发作，放松时痛止。近半年来疼痛持续加重，在某医院行针刀手术症状不轻反重。现左腕部疼痛较甚，不动亦痛，左手不能劳作，至不能系纽扣，心情烦躁，影响睡眠。

查体：左腕桡侧外观无红肿，皮温正常，大指与食指对捏时痛重，局部压痛（+++），左大指外展背伸阻抗试验（+），左臂外侧中上段有明显压痛点。握拳尺偏试验（Finkelstein征）（-）。

诊断思路：①大指外展背伸主要由拇长展肌、拇长伸肌和拇短伸肌完成，大指外展背伸受限应考虑此三肌损伤，在此三肌附着点及走行处出现压痛可以证明。由于桡骨茎突处未见红肿及压痛，Finkelstein 征（ – ），故不考虑桡骨茎突狭窄性腱鞘炎。②拇长展肌起于尺骨后面、桡骨及骨间膜，止于第一掌骨底，其功能是外展拇指及伸掌指关节；拇短伸肌起于桡骨后面和骨间膜，止于拇指近节指骨底，功能是在掌指关节伸近节指骨。拇长伸肌起于尺骨后面中 1/3 和骨间膜，止于拇指远节指骨底，其功能是通过伸掌指关节和指间关节伸拇指远节指骨。左大指外展背伸时疼痛，阻抗试验（ + ），且在以上三肌走行部位有明显压痛，故应诊断为"拇外展及伸肌损伤"。③为何症状会逐渐加重？试从解剖结构上来分析。以上三肌均由骨间后神经支配，而骨间后神经由桡神经深支延续而来。桡神经由 C5 ～ C8 神经和 T1 神经的前支进入后束发出而形成，在肱骨外上髁上方穿外侧肌间隔，至肱肌与肱桡肌之间，在此分为浅、深二支，深支穿旋后肌至前臂后区，改称为骨间后神经。

患者左肘曾因跌仆受伤、肿胀，刺激压迫桡神经，使该神经支配的肌肉受累，特别是深支支配的骨间后神经，刺激拇长伸肌、拇短伸肌和拇长展肌产生应激性痉挛，肌肉紧张，持续不解，遂成慢性疼痛。

诊断：拇长展肌、拇长伸肌、拇短伸肌损伤。

1. 针刺

（1）选点

①拇长展肌；②拇长伸肌与拇短伸肌交界处；③腕横韧带上拇长伸肌腱与拇短伸肌腱之间。

（2）操作

选 0.3mm×40mm 毫针。①拇长展肌肌腹向远端斜刺，行捻转提插手法；②拇长伸肌和拇短伸肌交界处进针后分别刺向拇长伸肌和拇短伸肌肌腹，行提插捻转手法；③腕横韧带处向远端平刺行捻转手法。行针使肌束出现跳动，然后提针到皮下，令患者外展背伸拇指，疼痛明显减轻。留针 20 分钟后出针。

2. 按摩

以捏揉手法松解三肌 10 分钟。

隔日治疗 1 次，共治疗 6 次，疼痛完全消失。

按：此患选点未依传统经络腧穴，而是按照现代解剖学的运动系统结构组成选择与疼痛有关的软组织，在分析腕部运动中各肌肉组织相互关系的基础上做精细定位，这样针刺可以直接作用于受累的肌肉，使治疗有的放矢。

毫针作为治疗疾病的器具，可以在不同的理论指导下运用。中国传统针灸学以中医经络腧穴理论为理论基础，而现代针灸学则多以解剖、生理、病理、生物理论为指导。近年兴起的结构针灸学就是以人体解剖结构作为理论指导的。结构针灸学的特点是讲究精细解剖，疾病诊断要落实到具体的肌肉、韧带、神经等组织，具有定位准、选点少、见效快的特点，特别适用于运动系统损伤所导致的疾病。

肩痛

哈某，女，58 岁。2018 年 6 月 5 日初诊。

左肩疼痛半年，加重 2 个月。患者左肩疼痛，上举、前屈、后背等各方向活动均受限，夜卧不能压患侧。肩部 MRI 示：左侧肩关节肱骨解剖颈多发骨髓水肿；左侧肩关节冈上肌肌腱轻度损伤；左侧肩关节腔及邻近肌间隙少量积液。

查体：肩峰处压痛（＋）；左臂上举 150°，外展 60°，手后背不能触及 L4。

诊断思路：此患疼痛半年，症状不轻反重，虽各向活动受限，但与肩周炎之冻结肩不同，肩部 MRI 显示其为肩袖病变。

诊断：肩袖综合征。

（1）取穴

肩井、肩前、肩贞、肩髃、臂臑、曲池、天宗（均左），中平（右）。

（2）操作

取 1.5 寸毫针，肩井穴向肩峰处斜刺，肩前、肩贞、肩髃均向肩关节内直刺，臂臑、曲池向上斜刺，天宗向肩峰处斜刺。中平穴直刺有酸麻胀感向足部传导，同时令患者活动左肩臂。

针后以轻柔手法按摩患肩并向各方向轻度活动。嘱患者肩部保暖，静养为宜，勿用力活动。

2018年6月12日二诊：疼痛较前减轻，继续治疗如前。

每周治疗1次，5次后疼痛基本消失，左臂上举170°，外展90°，手后背可触及T10。

按：肩痛症是中医病名，其涵盖疾病范围很广，凡是肩部疼痛的疾病均可称为肩痛症。许多人认为肩痛症就是肩周炎，这是一个误区。造成肩痛的原因很多，较常见的有肱二头肌长、短头肌腱炎、肩峰下滑囊炎、肩袖综合征以及颈型肩痛症等。肩周炎只是其中的一种，而且其病机、症状、治疗以及康复方法有其特殊之处，所以临床应加以鉴别。此患是肩袖损伤，肩袖由冈上肌、冈下肌、肩胛下肌和小圆肌组成，其功能是将肱骨头稳定于肩胛盂上，维持肩关节的稳定和肩关节的活动，肩袖有令上臂上举、旋内、旋外的功能，肩袖损伤后轻者需要静养，可以药物、理疗、针灸、拔罐治疗，也可轻手法按摩，切不可暴力活动。如果损伤较重出现撕裂，则需手术治疗。许多人对此病不太了解，或认为是肩周炎的冻结期，盲目锻炼活动，致使此病迁延不愈，甚至愈来愈重。其实诊断本病也较容易，通过肩部核磁检查即可确诊。肩井穴正当冈上肌处，向肩峰斜刺可以有效改善局部血供。骨骼肌斜刺是北京体育大学运动生理学教授卢顶厚先生的针刺方法，适用于骨骼肌的急性和慢性劳损，效果良好。肩前、肩贞、肩髃三穴是广州中医药大学靳瑞教授"靳三针"疗法中的"肩三针"，适用于各种肩痛症。中平穴是巨刺法，是原北京军区总医院的王文远教授在条山穴的基础上确定的一个治疗肩痛症的奇穴，有立竿见影之效。以上方法结合使用，治疗效果自不待言。

小腿疼痛

魏某，男，60岁。2016年1月11日初诊。

左小腿疼痛5年。5年前出现左小腿疼痛，逐渐加重，静时不痛，行走时即痛，左腿在后位时跟腱有牵拉感，故走路跛行，下蹲亦痛，只能半蹲，尤其惧怕上蹲坑厕所。

查体：左小腿跟腱背屈疼痛，腓肠肌、比目鱼肌肌张力高，轻压即痛。

诊断思路：患者诉小腿疼痛，但经细问及检查，疼痛点集中在跟腱部位，考虑为跟腱紧张所致。由于行走时反复牵拉跟腱，构成跟腱的腓肠肌、比目鱼肌随之受累，故表现为小腿肚疼痛。

诊断：跟腱损伤。

治疗：拟行针刀治疗，在左侧跟腱上部定1点，小腿中线（腓肠肌、比目鱼肌）上定4点，局部消毒，局麻，用4号针刀在以上各点行纵疏横拨手法后出刀。创可贴贴敷针眼。

2016年1月13日二诊：小腿感觉略轻松，但行走时仍疼痛，仍为跛行状态。考虑针刀未能彻底缓解跟腱紧张度，反因切割造成新的损伤，遂采用针刺方法。

治疗：在右侧腕横纹掌长肌腱上和肘窝下肱二头肌肌腱各定1点。选0.3mm×25mm（1寸）毫针从近端向远端平刺半寸，小幅度捻转。然后让患者左足全掌蹬在椅子上，膝关节向前用力下压，反复多次。患者诉跟腱紧张感较前明显减轻，行走时小腿疼痛亦明显减轻，跛行状态明显改善。嘱其回家做下蹲动作。

2016年1月15日三诊：继续行上法治疗，松解跟腱，治疗后疼痛完全消失，行走基本正常。

2016年1月18日四诊：行走完全恢复正常，但下蹲时膝关节前方有紧张感。遂取1寸毫针针刺右侧肘部尺骨鹰嘴窝及肘尖下方，膝关节紧张感立刻消失，下蹲完全正常。

按：此患采用的也是结构针灸针刺方法，但同时结合了中医学的巨刺法和远道刺法，是根据肢体上下左右对应的原理制订的。跟腱由腓肠肌与比目鱼肌移行而来，附着于足跟骨，是维持足与小腿连接的重要组织。掌长肌腱经过腕部形成掌腱膜，与跟腱有相似之处。掌长肌腱属屈肌肌腱，上肢屈肌起点在肱骨内上髁，肱二头肌腱膜覆盖于上肢的屈肌上，针刺掌长肌腱是松解局部，针刺肱二头肌腱膜是松解远端，同时针刺此两点可有效松解上肢屈肌的张力。根据左右对称的原理，下肢跟腱与腓肠肌、比目鱼肌可随之松解，再配合跟腱的牵拉动作，松解效果更好，因此小腿后部的疼痛得以缓解。

膝痛

案 1

侯某，男，56 岁。2017 年 9 月 16 日初诊。

双膝疼痛 20 余年。虽疼痛不著，但绵绵不止，不能完全下蹲，上下楼时疼痛较甚。患者长期在国外工作，当地西医准备为其手术治疗，患者不愿遂寻求中医治疗。

查体：双膝外观无畸形，不能完全下蹲，双髌骨活动度好，髌周压痛（－），研磨试验双（＋），单腿下蹲试验双（＋）。

诊断思路：膝痛不能下蹲，上下楼疼痛加重，膝骨关节炎也可见此症。但其双髌活动度尚好，髌周压痛阴性，研磨试验、单腿下蹲试验阳性，故应诊断为髌骨软化症。

诊断：髌骨软化症。

治疗：肘三针。

（1）选点

肱尺关节（双）、肱桡关节（双）、尺骨鹰嘴上缘（双）。

（2）操作

患者站立位，双臂抬起，屈肘 90°，局部消毒，取 2.5mm×25mm（1 寸）毫针，分别向以上部位直刺 5～10mm，行提插捻转手法，待局部有酸胀感后，让患者行走，活动膝关节，然后做蹲起动作。待患者可完全下蹲，蹲起自如后出针。

治疗后膝关节疼痛消失，蹲起自如，行走轻松。因诊室无楼梯，无法做上下楼运动。嘱其回家做上下楼梯运动。回家后患者上下楼完全没问题，喜不自禁，发微信到朋友圈相告称赞。此患仅治疗一次膝盖就不疼了。1 年后患者回北京开会又找我治疗腰椎间盘突出症，告知双膝一直很好，再也没有疼过。

按：膝关节痛是临床常见症状，涉及多种疾病，较为常见的有膝关节骨性关节炎、髌骨软化症、膝内或外侧副韧带损伤、髌韧带钙化以及膝关节滑膜炎等，其中髌骨软化症是临床较为常见的一种。髌骨软化症全称是"髌骨软骨软化症"，是一种髌骨软骨面与其相应的股骨髁面的关节软骨的退行性变。主要病理变化为髌骨软骨关节面有局限性的软骨软化原纤维形成、鳞状碎裂。晚期软骨糜烂、骨质暴露、髌骨边缘骨质增生。此病始发于青年，病情随年龄增长而缓慢进展，至中年出现症状。其形成原因也较为复杂，有生物力学原因，如脱位或半脱位、外力打击、股四头肌力量不均衡、半月板损伤等，也有生物化学原因，如类风湿关节炎、结晶性滑膜炎、可的松用药过量等，但大多数与急性或慢性的运动损伤有关。

肘三针是我多年临床经验的总结，也是结构针灸学与中医巨刺法、远道刺法相结合的产物。通过针刺肘关节来松解膝关节周围的软组织，有效地缓解髌骨的压力，从而改善了临床症状。

案2

郝某，男，73岁。2017年1月10日初诊。

左膝疼痛半年余。半年前不慎扭伤左膝关节，后走路自觉膝关节疼痛无力，抬腿沉重，上下楼及下蹲疼痛加重。VAS评分7分。舌淡，苔薄黄，脉弦细。

查体：行走呈保护性步态，双膝关节略变形，无肿胀，浮髌试验双侧（－）。膝关节屈曲左90°、右110°，过伸双侧受限，左膝不能完全伸直，双髌骨活动度可，左髌周压痛（＋），髌内侧支持带、髌韧带压痛（＋），研磨试验双侧（＋），半月板旋转试验（＋），单腿下蹲双（＋）。双下肢肌肉无明显萎缩，肌力正常。

诊断思路：此患症状较重，除髌骨软化症典型症状、体征外，尚有髌内侧支持带、髌韧带、半月板损伤的症状及体征。

诊断：①髌骨软化症；②髌韧带损伤；③髌下脂肪垫损伤；④内侧半月板损伤。

治疗：膝八针＋肘三针。

（1）患者仰卧，取左侧膝八针穴：血海、梁丘、鹤顶、膝内、膝外、内膝眼、外膝眼、膝下；加足三里、阿是穴，常规针刺，平补平泻，留针30分钟。

（2）患者站立，行肘三针针法。

患者即时感觉膝关节疼痛减轻，VAS评分3分，关节活动度改善，膝关节屈曲左110°、右110°，左髌周压痛明显减轻，蹲起无碍，上下楼疼痛亦减轻。

按以上针法每周治疗 1 次，第 3 次就诊患者膝关节已无明显疼痛，仅偶有膝部肌肉酸痛，蹲起及上下楼均正常。巩固治疗 1 次而愈。

按：此患膝关节痛因扭伤引起，故症状及体征较案 1 为重，但只要髌骨活动度尚好，就可以首先采用针刺疗法而不必针刀治疗。对于此类患者，除了使用肘三针针法外，还可在局部取穴针刺，两者配合效果更好。我常用的局部取穴法为"膝八针"，主要是通过为髌股关节减压来达到止痛及恢复功能的目的。

二、针药结合治疗

头痛

案 1

魏某，女，38 岁，河北沧州人。2019 年 5 月 9 日初诊。

头痛 4 年，加重 3 个月。自诉与婆婆关系不睦，婆多恶语，冤屈郁闷，每多恚愤，急躁易怒，遂发头痛，以颠额为重，口苦目胀，甚则恶心呕吐，时欲如厕但无便，往复二三。现头痛三五日发作一次，心烦易怒，寐浅易醒，口干苦，胁腹胀，便干难排，三四日一行。月经前期（7 天），经量正常，无血块。

MRI：颅脑平扫未见异常。颈椎退变，C4～C5、C6～C7 椎间盘轻度后突。

查：血压 115/90mmHg。体肥（高 164cm，重 80kg），臂丛神经牵拉试验双（＋）。舌边尖红，苔黄白略厚，脉沉弦（体肥故沉）小数。

诊断思路：患者头痛因情志郁闷引起，肝气郁结，久而化火，上冲清空故颠痛目胀；扰心则心烦难寐；扰胃则额痛呕恶；扰冲任则月经前期；频欲如厕而无便者，乃木火扰金，肺失宣肃，波及大肠，大肠气迫所致。诸症皆由肝火躁扰所致。

诊断：头痛（肝郁化火，上冲清窍）。

治法：疏肝解郁，泻火止痛。

1. 针刺

（1）取穴

百会、神庭、大椎，双侧本神、太阳、风池、期门、章门、太冲、内关、心俞、膈俞、肝俞。

（2）操作

患者仰卧，选1寸毫针，百会、神庭、本神向后平刺；太阳、太冲、内关直刺；期门、章门向外下斜刺。取1.5寸毫针，风池直刺1寸。取一次性采血针在大椎、心俞、膈俞、肝俞刺络拔罐放血。

（3）方义

百会、神庭、本神、太阳、风池为局部取穴，可调神止痛；太冲平肝降逆，泄热止痛；期门、章门疏肝解郁，健脾理气；大椎、心俞、膈俞、肝俞放血可清泄热邪，宁心安神。

2. 中药——龙胆泻肝汤加减

处方：

龙胆草 15g	黄芩 10g	醋柴胡 12g	栀子 10g
泽泻 10g	当归 10g	生地黄 15g	川芎 10g
白芍 10g	生大黄 6g	菊花 10g	天花粉 15g

颗粒剂7剂，水冲早晚服，日1剂。

方义：龙胆泻肝汤为清热剂，具有清脏腑热，清泻肝胆实火，清利肝经湿热之功效。龙胆草大苦大寒，既能清利肝胆实火，又能清利肝经湿热，为君药。黄芩、栀子苦寒泻火，燥湿清热，共为臣药。泽泻渗湿泄热，导热下行；津伤较重，故去木通、车前子；实火所伤，损伤阴血，当归、生地黄养血滋阴，邪去而不伤阴血，共为佐药。柴胡舒畅肝经之气，引诸药归肝经；加白芍柔肝缓急，加川芎活血止痛，生大黄清热通便，菊花清肝明目，天花粉生津止渴。

针后立觉痛止神清，精神爽朗。

2019年5月16日微信："教授您好，7剂药吃完了，我头不疼了，也不迷糊，太谢谢您了，我又在我们这县医院拿了7剂药。"

2019年5月23日二诊：头已不痛，不烦躁不郁闷，喜与人交流，眠好，腹不胀，胁胀轻，口干有异味，大便三四日一行，质不硬，排出畅。舌淡红有齿痕，苔白略黄厚，脉弦。

患者体胖，诉服前方后体重曾降至 76kg，但近又复原，欲减肥但食欲较旺。

肝火已泻，但肝郁胃热仍在，故胁胀纳旺口干异味；脾虚不运，肠道气弱，故大便三四日一行，质软易排；痰湿不化故体肥。此时应予疏肝健脾，清热和胃之法。予丹栀逍遥散加减。

处方：

醋柴胡 10g	炒白芍 10g	当归 10g	茯苓 30g
炒白术 12g	薄荷 10g	牡丹皮 10g	栀子 10g
黄芩 10g	苍术 10g	全瓜蒌 30g	枳壳 10g
陈皮 10g	法半夏 10g	炙甘草 10g	生姜 2 片

生大黄 10g（后下）。

20 剂，水煎早晚分服，日 1 剂。

方义：丹栀逍遥散可疏肝健脾，清热调经，加黄芩增加清肝经热之力，陈皮、法半夏、全瓜蒌、苍术燥湿化痰，生姜养胃。

针刺：百会、神庭、巨阙、中脘、气海，双侧本神、期门、章门、天枢、大横、丰隆、行间、内庭。

放血：大椎、至阳、双侧心俞、肝俞。

耳穴压豆：双侧饥点、渴点、胃、肝、神门。

2019 年 6 月 6 日三诊：头痛、抑郁、腹胀、眠差等均已消失，现唯大便二三日一行，质不干，但排出不畅，似有力使不上。初服药时尚好，连用 5～6 天后效差。仍月经前期，服药后体重减了 1.5～2kg。舌淡红，齿痕，水润。

肝热胃火已消，中焦气机尚未完全恢复正常，肠道运化无力，故现便秘。当健脾和胃，调气通肠。予四君子汤合五磨汤加减。

处方：

党参 15g	茯苓 15g	生白术 10g	炙甘草 10g
木香 10g	槟榔片 10g	枳实 10g	厚朴 10g
炒山药 30g	陈皮 10g	香附 10g	黄芩 10g
栀子 10g			

颗粒剂 7 剂，水冲早晚服，日 1 剂。

2019 年 7 月 23 日微信："我吃了您的药，头疼好了，心情也好了，我在药房上了一个月的班了，太谢谢您了。我之前在家都上不了班，在家看了四五年头疼都没有看好。也不能上班，这下好了，谢谢您。"

按：作为一个合格的中医师，应掌握多种技能，这样才能应对千变万化、错综复杂的病情，尽快为患者解除痛苦。唐代大医孙思邈说："若针而不灸，灸而不针，皆非良医也；针灸不药，药不针灸，尤非良医；知药知针，固是良医。"（《备急千金要方》）此患三诊病情不同，故治法有异。初诊时肝火旺盛，头痛较剧，亟以针刺三阳五会之百会，督脉之神庭，足少阳经之本神、风池，配太阳以局部取穴止痛；针刺足厥阴肝经之太冲、期门、章门，手厥阴心经之内关以疏肝和胃，大椎、心俞、膈俞、肝俞刺络拔罐放血以泄热，再配合龙胆泻肝汤清泻肝火以止痛，为治标之法。二诊加刺巨阙、中脘、天枢、大横、气海、丰隆、行间、内庭，加强调理脾胃之功，再以丹栀逍遥散疏肝清热，健脾和胃，此为治本之策。三诊肝热胃火已清，但中焦气机滞涩，故治疗重点转为调畅中焦气机，可以单用中药调理，此为治疗之先后次第，针药配合相得益彰。

案 2

许某，女，42 岁。2019 年 8 月 22 日初诊。

头痛 18 年，加重近 10 日。18 年前生产后身心疲惫，哺乳期间出现头胀，后渐至头痛，发作渐频繁，三五日一作，以两侧及颠顶为甚，呈胀痛状，有头皮麻木感，痛甚伴目胀、恶心，必服止痛药方可终止。易急躁，大便 1～2 周一行，质干难排，眠尚可，但常痛醒，纳正常，月经周期正常，量正常，色黑有块，经前腹痛及腰痛。近 10 日来头痛每日发作，发无定时，口干口苦，小便黄。舌淡红，苔黄略厚，脉右沉左弦。

诊断思路：生产后血海空虚，肝阴不足，将息不周，则易致肝郁。气郁化热，上冲清窍，肝经与督脉会于颠，胆经行于颞，轻则头胀，重则颠颞均痛；肝经上连目系，夹胃上行，故痛甚则目胀、恶心；肝胃不和，浊气不降，肠道气滞，故大便不畅，口干口苦；气滞血瘀故月经色黑有块，肝经过阴器，抵小腹，故经来腹痛，腰痛为肝经之是动病，便干溲黄亦为热象。

诊断：头痛（肝胆郁热，上扰清窍）。

治法：清泻肝胆，通便止痛。

1. 针刺

（1）取穴

①百会、神庭、中脘、关元，双侧本神、太阳、风池、天枢、阳陵泉、上巨虚、三阴交、太冲、侠溪。②大椎，双侧肝俞、胆俞、心俞。

（2）操作

①选 0.25mm×25mm（1 寸）毫针，百会、神庭、本神向后平刺 0.8 寸，太冲、侠溪向上斜刺 0.5 寸；太阳直刺 1 寸。选 1.5 寸毫针，风池向同侧眼球直刺 1 寸，有针感向上传导；天枢、中脘、关元直刺 1 寸；阳陵泉、上巨虚直刺 1 寸；三阴交直刺 1 寸。②选一次性采血针在大椎、肝俞、胆俞、心俞放血后拔罐。

（3）方义

①百会、神庭、本神、太阳安神醒脑，疏风止痛；天枢、中脘、关元、上巨虚、三阴交调理中焦，通腑排便；太冲、侠溪清肝胆热，泻火止痛。②大椎、肝俞、胆俞、心俞通督泻火，宁心安神。

2. 中药——龙胆泻肝汤加减

处方：

龙胆草 12g	黄芩 10g	醋柴胡 10g	生地黄 15g
生大黄 10g	生栀子 10g	枳实 10g	石决明 3g
珍珠母 15g	淡竹叶 10g	车前子 10g	炙甘草 10g

颗粒剂 3 剂，水冲服，早晚各 1 次，日 1 剂。

2019 年 8 月 25 日二诊：服药 2 剂后大便出，排便 4 次，头痛缓解，但仍有头沉目胀感，口干欲饮，舌如前，脉滑小数。

针刺治疗如前，中药仍以龙胆泻肝汤加减。

处方：

龙胆草 10g	黄芩 10g	醋柴胡 10g	茯苓 15g
生山栀 10g	生白术 10g	川芎 10g	白芷 10g
赤芍 10g	炒白芍 10g	石决明 15g	炙甘草 10g

颗粒剂 7 剂，水冲服，日 1 剂。

2019 年 9 月 15 日随访：上次诊后患者返回原籍，服药后头痛已止。

按：此案亦为肝胆热盛，上冲头颠之头痛。其大便情况与前案不同，前为肠道气滞，虽有便意而难排；此为肠道血虚且热邪较甚，大便 1～2 周一行，且质干难排。《金匮要略·妇人产后病脉证治》云："新产妇人有三病，一者病痉，二者病郁冒，三者大便难。"此患产后大便难正是血虚而致，一直未愈，又加上肝胆火盛，故便秘较重。以龙胆泻肝汤加减治疗，生大黄用 10g，服后大便已通，虑其排便过多伤及津液，故以生白术换生大黄缓下之。

眩晕

田某，男，45 岁。2019 年 1 月 3 日初诊。

眩晕 2 周。两周前 2018 年 12 月 17 日上午工作中突发眩晕伴呕吐，如乘舟车，宣武医院诊为"前庭神经炎"，经输液（药名不详）及口服血脉康胶囊、银杏酮酯滴丸，症状逐渐缓解。现眩晕轻微，但向左转头时所见物体迟至，闭目单足站立似觉不稳。眠好，纳可，二便调。

既往：平素易急躁。1 年前曾发作类似症状。高频环境（开机床）工作 5 年，噪声较大。

闭目难立征（－），舌红，苔薄黄，脉弦有力。

诊断思路："诸风掉眩，皆属于肝"，肝风内动故眩晕；肝脏用急则性情急躁；肝经夹胃上行，肝气带动胃气上逆，故呕吐；肝经上连目系，肝风内动目受牵连，故转头时视物迟至；舌脉均为肝经受累之表现。

诊断：眩晕（肝风内动，清窍失养）。

治法：疏肝调督。

1. 针刺

（1）取穴

百会、神庭、风府、大椎，双侧风池、肝俞，背部膀胱经、督脉。

（2）操作

取 0.25mm×40mm（1.5 寸）毫针，风池、风府直刺 1.2 寸；大椎向下平刺 1.2 寸，肝俞直刺 1 寸。取 0.25mm×25mm（1 寸）毫针，百会、神庭沿皮向后平刺 0.8 寸。背部膀胱经、督脉走罐。

（3）方义

风池、风府位于颅底颈椎，针之可改善后循环；百会、神庭、风府、大椎均为督脉腧穴，督脉为阳海，肝经与督脉会于百会，百会、神庭有清头散风，镇静安神之功；大椎为手足三阳与督脉之会，针之可通督脉；肝俞为肝之经气汇聚之处，针之可疏调肝气。在背部膀胱经和督脉走罐可疏通二经气血，血行风自灭。

2019 年 1 月 6 日二诊：已不眩晕，左转头时仍有所视物体迟至现象。舌边红，苔薄黄，脉弦但较前柔和。

继续针刺百会、神庭、本神、承泣、太阳、风池。走罐如前。

2. 中药——柴胡疏肝散加减

处方：

醋柴胡 10g	枳壳 10g	炒白芍 15g	川芎 6g
龙胆草 10g	黄芩 10g	枸杞子 10g	菊花 10g
葛根 30g	炒酸枣仁 15g	石决明 30g	炙甘草 6g

颗粒剂 7 剂，水冲服，日 1 剂。

方义：柴胡疏肝散疏肝理气；加龙胆草、黄芩清泻肝火；菊花、石决明清肝明目；枸杞子、炒酸枣仁养血柔肝息风；葛根清热生津，现代研究有扩张血管之功效。

2019 年 1 月 17 日三诊：眩晕未作，转头时视觉迟至现象减轻，急躁情绪亦改善。

舌脉如前。继续针灸拔罐如前。

前方去龙胆草、葛根。加生地黄 15g。颗粒剂 7 剂，水冲服，日 1 剂。

2019 年 2 月 24 日四诊：未眩晕，转头视觉迟至现象消失，轻微急躁。纳眠好，二便调。右耳轻耳鸣（原来亦有，但因轻微未述，现余症均消，此症反显），舌淡红，苔薄白，脉弦。

针百会、神庭，右耳门、听会、翳风，双侧本神、神门、阳陵泉、三阴交。

处方：

醋柴胡 10g	枳壳 10g	炒白芍 15g	龙胆草 10g
黄芩 10g	枸杞子 10g	菊花 10g	葛根 30g

炒酸枣仁 15g　　　　石决明 30g　　　　青蒿 10g　　　　炙甘草 6g

颗粒剂 7 剂，水冲服，日 1 剂。

按：中医学没有"前庭神经炎"病名，其临床表现与"眩晕""掉眩"相似，当归为"风证"之类，其又有目睛之症状，故属肝经病变。而头为诸阳之会，阳气不升或逆乱均可致头晕目眩。而督脉为阳脉之海，又与肝脉相会于颠顶，故疏肝调督为治疗大法。

面抽（面肌痉挛）

李某，女，52 岁。2019 年 4 月 2 日初诊。

左侧面部抽动 2 个月。患者 10 个月前面部患带状疱疹，同时出现面部瘫痪，一直针灸治疗。2018 年 10 月停止针灸治疗后，于 12 月出现左目上、颞部抽搐，时作时止，严重时左侧整个面部抽搐，左面颊下至咬肌附近有麻木感，眠浅易醒，易急躁，口干口苦，大便 1 ～ 2 次 / 日，舌红，苔薄黄而干，脉弦。

诊断思路：面肌抽动西医学称为"面肌痉挛"，为面神经受刺激引起。中医责之于肝风内动，所谓"诸风掉眩，皆属于肝"。患者年过五旬，肝肾已虚，因带状疱疹刺激心情不畅，肝气郁结，郁而风动。肝不藏魂，心不藏神而见虚烦失眠，肝阴不足可见口干口苦。

诊断：面抽（面肌痉挛）– 肝郁风动。

治法：滋阴柔肝，息风止痉。

1. 针刺

（1）取穴

百会、印堂，双侧攒竹、丝竹空、四白、颧髎、颊车、下关、合谷。

（2）操作

取 1 寸毫针，百会由前向后平刺 0.8 寸；印堂由上向下平刺 0.8 寸；攒竹、丝竹空向眉心平刺 0.8 寸；四白、颧髎、下关向下平刺 0.8 寸。取 1.5 寸毫针，颊车向地仓透刺 1 寸，合谷向前臂斜刺 1 寸。均为小幅提插捻转平补平泻手法。

（3）方义

百会、印堂安神定志，缓解焦虑；合谷远道刺，疏通面部经络气血，所谓"面口合谷收"是也；余为局部取穴，通络止痉。

2. 中药

处方:

醋柴胡 10g	炒白芍 15g	当归 10g	炒酸枣仁 30g
乌梅 15g	全蝎 5g	蜈蚣 6g	黄芩 10g

7 剂,水煎服,日 1 剂。

方义:柴胡疏肝解郁;白芍、酸枣仁、乌梅酸甘敛阴,柔肝止痉;全蝎、蜈蚣搜风止痉;黄芩清泄肝热。

2019 年 5 月 7 日二诊:以针药结合治疗月余,患者左侧面部抽动明显缓解,左面颊下至咬肌附近麻木感减轻,睡眠改善,夜间睡眠时间超过 8 小时。口干口苦,仍易急躁。舌淡红,苔薄白,脉弦,大便日一行。诊断如前。

针刺如前。

处方:

醋柴胡 10g	炒白芍 15g	黄芩 10g	黄连 5g
酸枣仁 15g	茯神 10g	竹叶 10g	全蝎 5g
全瓜蒌 15g	枳壳 10g	炒白术 10g	

7 剂,水煎服,日 1 剂。

按:本例患者先患面部带状疱疹,当为面神经膝状神经节受累之亨特(Hunt)综合征,该综合征同时伴有面瘫,预后较差。面肌痉挛则为面瘫的后遗症,为面神经受累的另一种表现形式。面瘫针刺过量,常会出现面肌痉挛,故针刺治疗面瘫时当掌握好刺激分寸。一般面瘫严重时可以强刺激,当面肌有所恢复就应转为温和手法,忌用强刺激。出现面肌痉挛更不可用强刺激手法,应浅刺、轻刺。中药当以柔肝敛阴,息风止痉为法。

咳嗽

案 1

贺某,男,62 岁。2017 年 12 月 12 日初诊。

咳嗽时作 3 年,加重 1 个月。患者有慢性咳嗽史,此次感冒后再次引发,咳嗽频作,影响睡眠,咽干咽痒,黏痰色白难咯出,伴胸闷、憋气,大便 2 日一行,质干,排出不畅。舌淡胖,苔黄厚腻,脉滑数。

诊断思路:患者年近"八八",形体皆极,肺脏已虚,故咳嗽 3 年不易缓解。又感风寒，雪上加霜，肺钟更鸣，迁延不愈。邪扰肺系故咽干咽痒；湿聚生痰，肺津不足故痰黏难咯；肺失宣肃故胸闷憋气；大肠少津故便干难排。舌胖、苔黄厚腻、脉滑数为痰湿已有化热之势。

诊断：咳嗽（痰湿阻肺，肺失宣降）。

治法：化痰散结，宣肺止咳。

1. 针刺

（1）取穴

双侧中府、肺俞、尺泽、太渊、天枢、足三里、丰隆、太溪，中脘。

（2）操作

患者仰卧，选1寸毫针，中府向外斜刺0.8寸，尺泽直刺0.5寸，太溪直刺0.3寸。选1.5寸毫针，中脘、天枢、足三里直刺1～1.2寸。患者俯卧，选1.5寸毫针，肺俞向内斜刺1寸。

（3）方义

中府为手足太阴之会，主治咳喘胸满喉痹，《百症赋》曰"胸满更加噎塞，中府意舍所行"；尺泽为手太阴经之合穴，有清泄肺热，止咳平喘之功；太渊为手太阴经之原穴，《扁鹊神应针灸玉龙经》曰"咳嗽风痰，太渊列缺宜刺"；肺俞为治疗咳喘的要穴，《针灸甲乙经》有"肺胀者，肺俞主之，亦取太渊"之语。中脘、丰隆、天枢、足三里可调中焦，化痰湿，通便秘；太溪为足少阴肾经之原穴，有补益肾脏之功，年高体虚者常取之。

2. 中药——贝母瓜蒌散合瓜蒌薤白半夏汤加减

处方：

浙贝母 15g	全瓜蒌 30g	桔梗 10g	薤白 10g
法半夏 10g	厚朴 10g	杏仁 10g	款冬花 10g
紫菀 10g	竹茹 10g	黄芩 10g	沙参 30g
天冬 15g	知母 15g		

7剂，水煎分早晚温服，日1剂。

方义：贝母瓜蒌散（《医学心悟》）为治疗燥邪伤肺，灼津成痰而见咽燥咳嗽，咳痰不爽，黏稠难出等症的方剂，瓜蒌薤白半夏汤（《金匮要略》）为治疗痰湿痹阻胸阳之方，可祛痰宽胸；加沙参、天冬、知母润肺生津，加厚朴、杏仁宣肺宽胸，加竹茹、黄芩清热化痰，加款冬花、紫菀化痰止咳，杏仁有宣肺润肠之功。

2017 年 12 月 19 日二诊：咽痒咳嗽明显缓解，咳少许白色稀痰，大便日一行，质不稀，胸闷憋气减轻。舌淡胖，苔黄，脉滑。

继续前法针刺。患者咽痒咳嗽仍未完全缓解，结合其有慢性咳嗽史，显系伏饮郁肺，遇风则发，拟射干麻黄汤加减，以宣肺平喘，化痰止咳。

处方：

蜜麻黄 6g	射干 10g	细辛 6g	法半夏 10g
紫菀 10g	款冬花 10g	五味子 10g	苏子 10g
厚朴 10g	僵蚕 10g	浙贝母 15g	炙枇杷叶 10g
防风 10g	杏仁 10g	蝉蜕 10g	

7 剂，水煎分早晚温服，日 1 剂。

方义：射干麻黄汤（《金匮要略》）有温肺化饮，下气祛痰之功，治疗咳嗽喘急，喉中水鸡声之寒饮郁肺证，此患虽无此严重之咳喘，但喉中尚有痒感，似为风咳。风咳为国医大师晁恩祥教授根据多年临床经验总结归纳出的以呼吸道痉挛为主要病理变化，以咽痒而咳为主要临床表现的一类咳嗽，西医学中的咳嗽变异性哮喘属于此类。苏黄止咳胶囊就是晁恩祥教授针对此类咳嗽创立的中药制剂，其中蜜麻黄和苏子为主药。麻黄有很好的平喘功效，西医学研究可以有效缓解支气管平滑肌的痉挛，对于此种咳嗽具有显著疗效。射干味苦性寒，可清利咽喉，化痰下气，防风、蝉蜕可搜风止痒，利咽止嗽。

按：患者初起气短痰多，黏而难咳，舌苔黄厚腻，为痰湿阻肺，郁而化热，予贝母瓜蒌散，主要虑其虽痰湿内壅但尚不盛，内已化热但尚不炽，且肺津不足，肠道失润。二诊痰少而稀，但咽痒仍在，以射干麻黄汤加减，以平喘利咽之方缓解支气管痉挛而止咳喘。治疗后患者咽痒消失，咳嗽亦止。

案 2

周某，男，56 岁。2019 年 1 月 14 日初诊。

咳嗽 20 余日。感冒后引起，咽痒而咳，夜间尤甚，影响睡眠，少痰，色白而黏，咽干稍痛，大便正常。古淡红胖，苔薄白，脉滑数。

诊断：咳嗽（风邪束肺，肺失宣降）。

治法：疏风宣肺止咳。

1. 针刺

（1）取穴

双侧列缺、孔最、尺泽、肺俞、定喘，天突。

（2）操作

取1寸毫针，列缺以提捏法向心性平刺0.5寸，孔最、尺泽直刺0.8寸，行提插捻转手法，天突向下斜刺0.8寸，行提插手法，留针20分钟。取1.5寸毫针，肺俞、定喘直刺1寸，针上拔罐，15分钟。

（3）方义

以手太阴肺经腧穴为主，列缺为手太阴经之络穴，孔最为手太阴经之郄穴，尺泽为手太阴经之合穴，三穴均有止咳平喘之功，为治疗咳嗽的常用穴；天突位于咽喉部，可通利咽喉，止咳平喘，咽痛咽痒用之尤宜。肺俞、定喘为咳喘之要穴。

2. 中药——止嗽散加减

处方：

荆芥 10g	桔梗 10g	白前 10g	紫菀 10g
款冬花 10g	蝉蜕 10g	白僵蚕 10g	炙麻黄 6g
炙枇杷叶 10g	麦冬 15g	天花粉 10g	浙贝母 10g
炙甘草 10g			

7剂，水煎分早晚温服，日1剂。

方义：止嗽散（《医学心悟》）为治疗咳嗽的名方，可加减治疗各种咳嗽。患者咽痒故加炙麻黄、僵蚕、蝉蜕清利咽喉，舒缓气道；咽干稍痛故加炙枇杷叶10g，麦冬15g，润肺止嗽；痰白而黏故加浙贝母、天花粉生津化痰。

2019年1月21日二诊：诉初诊治疗后咳嗽大减，当晚即能安睡，几天来已基本不咳嗽。但昨天汗出当风，今晨咳嗽又作，咳则胸骨后痛，有少量白痰，难咳出。咽干不痛，便正常，汗出。舌红而润，苔薄白，脉弦略数。

考虑仍为风寒束肺，肺失宣降。

继续针前穴，加双曲池、风池，足太阳膀胱经走罐。

处方：

| 防风 10g | 荆芥 10g | 杏仁 12g | 桔梗 10g |

| 炙麻黄 10g | 款冬花 10g | 紫菀 10g | 天花粉 30g |
| 陈皮 10g | 法半夏 10g | 蝉蜕 6g | 炙甘草 10g |

5 剂，水煎分早晚温服，日 1 剂。

方义：荆芥、防风疏风解表，杏仁、桔梗宣肺止咳，二陈化痰止嗽，款冬花、紫菀止咳化痰，天花粉润燥生津，蝉蜕疏风止痒，炙麻黄宣肺解痉。

2019 年 1 月 25 日三诊：咳嗽明显减轻，痰少，色白，咽稍哑，口干，大便稀溏，日 2 行。舌淡红，苔薄白，脉滑。

诊断如前，继续针刺如前。不走罐拔罐。

处方：

陈皮 10g	法半夏 10g	茯苓 30g	炒白术 10g
蝉蜕 6g	白僵蚕 10g	款冬花 10g	紫菀 10g
炙枇杷叶 10g	桔梗 10g	天花粉 10g	炙甘草 10g

5 剂，水煎分早晚温服，日 1 剂。

按：此患咳嗽影响睡眠，说明程度较重，当针药并用，针以手太阴肺经腧穴为主，药以止嗽散加减。治疗后病情大好。复感风寒，肺气失宣，咳嗽又重，此时当疏风散寒与宣肺止咳并用，针加膀胱经走罐外治，可散太阳之经输；药用荆、防、杏、桔之属内服，可疏表宣肺，利咽止咳，内外合治，疗效甚好。

喉痹

占某，女，35 岁，幼教工作者。2019 年 6 月 20 日初诊。

咽喉不利 1 周。因职业需要，日吐千言，素感咽喉不爽，西医诊断为"声带小结"。近 1 周来咽痒而干，欲饮水但不解渴，说话时有咽部阻滞感，甚至有烧灼感，气虚乏力。月经周期正常，量少，食后胃脘不舒，大便 2 日一行，排出不畅。舌尖红，苔黄，脉弦细略数。

诊断思路：患者为教育工作者，长期讲话，致咽喉不适，造成声带小结，现咽干不爽，饮水不解，说明肺津已伤且较重；咽喉有烧灼感，为肺热上灼；言语乏力，有阻滞感，为肺气亦伤；食后脘胀，便干难排，为中焦气滞，浊气不降。舌脉亦为气津两伤有热之象。

诊断：喉痹（肺热灼咽，气津两伤）。

治法：益气生津，清热利咽。

1. 针刺

（1）取穴

外金津、外玉液，双侧列缺、照海、丰隆、三阴交、三阳络，天突、关元、气海。

（2）操作

选 1.5 寸毫针，外金津、外玉液向内上斜刺 1 寸，行提插手法，局部有酸胀感；患者头后仰，天突穴向下斜刺 1 寸，行提插手法；关元、气海直刺 1.2 寸，行提插捻转手法；丰隆直刺 1 寸。取 1 寸毫针，列缺向上平刺 0.5 寸，照海直刺 0.5 寸，反复捻转，同时让患者做吞咽动作，至咽中有津液渗出；三阳络向上斜刺 0.8 寸，反复提插捻转，让患者做吞咽动作，至咽部不适阻滞感消失为止。留针 20 分钟。

（3）方义

外金津、玉液位于廉泉附近，可治疗舌强、咽痛；天突可下气宽胸；列缺、照海均为八脉交会穴，列缺通任脉，照海通阴跷脉，两者合用可生津利咽，消肿散结；关元、气海补益元气，丰隆为足阳明胃经之络穴，可调理脾胃，沉降胃浊；三阴交为足三阴经之交会穴，可调脾、肝、肾经之经气，益气生津；三阳络为手三阳经的阳气交会之所，为治疗喉痹暗哑的效穴。

2. 中药

处方：

沙参 15g	玉竹 10g	太子参 15g	天花粉 15g
玄参 15g	蝉蜕 10g	僵蚕 10g	连翘 10g
法半夏 10g	黄连 10g	黄芩 10g	炮姜 10g

7 剂，水煎分早晚温服，日 1 剂。

方义：沙参、玉竹、太子参、天花粉、玄参益气滋阴生津；连翘、蝉蜕、僵蚕清热散结，利咽止痛；法半夏、黄芩、黄连、炮姜辛开苦降，调理中焦气机。

2019 年 6 月 24 日二诊：仍咽痒而咳，无痰，但咽中异物感明显减轻，说话阻滞感亦减轻，晨起有少许灼热感，胃脘舒，大便日一行。继续针刺治疗如前。

2019 年 7 月 1 日三诊：胃脘舒，有时食后胃痛，咽中少许滞涩感，轻微烧灼感，口干欲饮，大便 1～2 日一行，质可，排出畅。舌边尖红，苔黄厚中褐，脉弦。

继续针刺如前。

处方：

沙参 15g	玉竹 10g	麦冬 12g	玄参 12g
党参 10g	炒白术 10g	茯苓 30g	炙甘草 10g
蝉蜕 10g	僵蚕 10g	法半夏 10g	桔梗 10g
牛蒡子 10g	连翘 10g	炙枇杷叶 10g	

7 剂，水煎分早晚温服，日 1 剂。

方义：沙参、玉竹、麦冬、玄参滋阴润肺；党参、茯苓、白术、炙甘草益气健脾；蝉蜕、僵蚕、法半夏利咽散结；连翘、牛蒡子清热止嗽；桔梗载药上行。

2019 年 7 月 4 日四诊：咳嗽止，咽已利，胃脘舒，继续针刺治疗，服药如前。

按：喉痹一症，有虚实之分。实者咽痛较剧，不敢吞咽，乳蛾肿大，为肺胃实火烧灼咽喉所致。治疗当清泄肺胃实热，常用的针刺方法为井穴如少商、商阳、少泽等放血以快速清热泻火。实证虽然症状较重，但痊愈也较快，热退肿消痛止。虚证咽痛不甚，但咽干咽燥严重，滞涩感较重，且迁延不愈。多为阴津不足，咽喉失养所致，治疗当滋阴润燥，利咽止痛。此患咽干咽燥，有烧灼感，讲话时咽喉有阻塞感，与其长时间用嗓有关，所谓"日吐千言，不损自伤"，不仅肺脏气阴两虚，而且累及中焦，气机升降失常，故治疗应在益气养阴的基础上清利咽喉，无论针刺还是中药治疗都应围绕这两方面进行。

不寐

案 1

刘某，男，56 岁。2018 年 4 月 2 日初诊。

不寐 8 年。长期睡眠困难，必服佐匹克隆最少 3 片方能入睡，但也最多睡眠 2 小时，经常服用 10 多片，曾服用 20 余片仍无济于事。睡不着时左侧肢体会不自主颤抖，入眠愈难。因严重睡眠不足，致焦虑抑郁，忧心忡忡，终日头脑昏沉，健忘，纳差，口干口苦，二便尚正常。舌淡红，苔黄厚腻，脉沉细。

另：8年前患脑梗死，现左侧肢体力弱，尚不妨碍活动，但有时过劳会影响行走。

诊断思路：患者失眠多年，焦虑抑郁严重，已成难治之疾。原因是什么已不重要，就患者目前症状体征特别是舌苔黄厚腻分析，应为中焦气滞，湿聚成痰，痰热扰心，故失眠；痰浊痼结难去故迁延难愈；清阳不升，故头昏健忘；湿困胃脘，故纳差；湿阻脉道，故脉沉细。

诊断：不寐（中焦湿热，痰热扰心）。

治法：清热化痰，安神定志。

1. 针刺

调神针法取穴及操作（见第三章）。

2. 中药——黄连温胆汤加减

处方：

黄连 12g	法半夏 10g	陈皮 10g	茯神 15g
枳实 10g	竹茹 10g	莲子心 10g	黄芩 10g
远志 10g	炮姜 5g	蝉蜕 10g	炙甘草 6g

7剂，水煎分早晚服，日1剂。

方义：黄连温胆汤是理气化痰、清热安神的著名方剂，加黄芩、莲子心增加清热安神之功，加远志养心安神，蝉蜕轻宣升阳，炮姜温胃，防止寒凉过度。

嘱：佐匹克隆暂继续服用，视睡眠改善程度逐渐减量。

2018年5月14日二诊：经1个多月针灸及黄连温胆汤加减治疗，症状明显改善，现已停用佐匹克隆，改为每晚1片思诺思，虽入眠仍需1小时，但可连续睡眠5小时，且睡眠质量好，焦虑抑郁明显减轻，头脑清醒，纳食有增。舌淡红，苔薄黄，左脉好转右脉仍沉细。

诊断如前，继续针刺治疗。中药仍以温胆汤为基本方加减。

处方：

黄连 10g	法半夏 10g	陈皮 10g	茯神 15g
枳实 10g	竹茹 10g	郁金 10g	石菖蒲 10g
全瓜蒌 30g	珍珠母 30g（先煎）	远志 10g	竹叶 10g

7 剂，水煎分早晚服，日 1 剂。

2018 年 7 月 9 日三诊：思诺思减至半片，入眠仍需 1 小时，但可睡 5 小时以上，上午有困意，午后清醒至晚间，舌淡红苔白厚，脉弦。

诊断如前，继续针刺如前。中药以酸枣仁汤合百合地黄汤加减。

处方：

炒酸枣仁 15g	茯神 15g	知母 10g	炙甘草 6g
百合 10g	生地黄 15g	黄连 10g	法半夏 10g
陈皮 10g	淡竹叶 10g	莲子心 10g	麦冬 15g
远志 10g	郁金 10g		

7 剂，水煎分早晚服，日 1 剂。

2018 年 8 月 6 日四诊：以上方加减治疗近 1 个月，患者入眠情况改善，入睡时间小于 1 小时，中午亦可小睡，精神佳。纳好，二便调。舌淡红，苔白略厚，脉滑。

继续针刺。时已盛夏，暑热较重，中药以健脾化湿，清热安神为主。

处方：

莲子心 10g	黄连 10g	淡竹叶 10g	佩兰 10g
薏苡仁 30g	白豆蔻 10g	远志 10g	郁金 10g
石菖蒲 10g	珍珠母 30g（先煎）陈皮 10g		茯神 15g

7 剂，水煎分早晚服，日 1 剂。

2020 年 8 月 12 日微信："谢谢王主任！我来您这里治疗 8 年多的失眠症。之前，每晚十几片，甚至二十几片安眠药，让我苦不堪言，饱受折磨。几月余，仅半片安眠药，能睡六七个小时，入睡时间缩短到半个小时，入睡后冉醒也能很快重新自然入睡。现在头脑清醒，身体轻快，快乐许多，再次感谢王主任及您的团队！"

按：此患顽固性失眠 8 年，初诊时如不查舌象，恐不会考虑痰湿化热之病机。因从其他症状和体征来看，痰湿表现并不明显，反倒有心脾两虚或心肝血虚之象，似为归脾汤证或酸枣仁汤证。然观其舌苔黄且厚腻，询其也曾服用参、杞、阿胶、桂圆之属，但毫无疗效，故暂不考虑虚证，而是舍证从舌，以痰湿中阻，化热扰心的思路立法施治，经 4 个月治疗基本痊愈。

案2

蒲某，女，79 岁。2019 年 3 月 10 日初诊。

失眠 60 余年，加重 3 年余。17 岁上高中时即失眠，时轻时重，易急躁，精神紧张，月经常提前，痛经，经量多。近 3 年来失眠加重，必服褪黑素 2 粒方可入眠，有时还需再服安定，每天仅能睡 3 ～ 4 小时。平素畏冷，常头晕（低血压），纳尚可，但有时食后胃脘胀满，二便调。体痛身重，双手时僵，晨起尤重，腰骶痛，膝酸重，蹲起及上下楼均费力。身矮体瘦，面白少华，着衣较厚。舌淡红，苔薄白，脉沉细。

诊断思路：此患二八豆蔻之年即患不寐，考虑与体质有关，因其体瘦畏冷，面白少华，欲着厚衣，其女亦然，"视其五色……白为寒"（《素问·举痛论》），故考虑其为阳虚体质。"阳气者，若天与日，失其所则折寿而不彰"（《素问·生气通天论》），阳气不足则各方面功能低下，见畏冷、乏力、晨僵、月经不调等；"阳气者，精则养神，柔则养筋"（《素问·生气通天论》），阳气不足则神失所养，见失眠、头晕、易怒等，筋失所养则腰骶痛、膝酸重、行动费力。

诊断：不寐（阳虚血少，心神失养）；痹证（血不荣筋）。

治法：温补阳气，养血安神。

1. 针灸

（1）取穴

调神针法穴加五脏俞（双侧）、中脘、天枢（双侧）、气海、关元。每周 2 次。

（2）操作

按调神针法针刺。选 1.5 寸毫针，五脏俞斜刺 1.2 寸，中脘、天枢直刺 1.2 寸；各穴行提插捻转手法，得气后留针 20 分钟。气海、关元艾条灸 15 分钟。每周 2 次。

（3）方义

调神针法穴有调和阴阳，宁心安神之功；五输穴为五脏经气汇聚之处，可调五脏神；中脘、天枢调理中焦气机；气海、关元补益元气。

2. 中药——金匮肾气丸加减

处方：

淡附片 6g	肉桂 3g	熟地黄 15g	山茱萸 10g
茯苓 30g	炒白芍 10g	怀牛膝 15g	知母 10g
黄柏 10g	远志 10g	炒酸枣仁 30g	淡竹叶 10g
炙甘草 6g			

颗粒剂 7 剂，日 1 剂，分 2 次冲服。

方义：金匮肾气丸是仲景补益肾中阳气的一首方剂，为"善补阳者，必于阴中求阳，则阳得阴助而生化无穷"（张景岳）的代表方。附子、肉桂可温补肾阳，在熟地黄、山茱萸、炒白芍、知母等补益肝肾的基础上用之体现出阴中求阳的思路；怀牛膝补肾健膝，远志、炒酸枣仁养血安神；竹叶、黄柏清虚热；甘草补气，调和诸药。

2019 年 3 月 17 日二诊：眠仍差，仍身冷畏寒。但胃脘胀满已消，体痛身重减轻，腰骶及双膝疼痛明显缓解，蹲起及上下楼均轻快。舌淡苔薄白，脉沉细。

诊断如前，前用金匮肾气丸加减眠仍差，考虑为肾阳虚衰日久，火不归原而致心肾不交，基本病理还是肾阳虚衰。明代周慎斋《慎斋遗书》说"夫肾属水，水性润下，如何而升，盖因水中有真阳，故水亦随阳而升至于心，则生心中之火"，肾水上承必赖肾中命门之火之蒸动。命火不足，不能鼓动肾水上交于心，心火上亢而致心肾不交，以交泰丸加味调治。

处方：

肉桂 6g	黄连 10g	熟地黄 15g	山茱萸 10g
莲子心 10g	生白芍 10g	炒酸枣仁 30g	知母 15g

颗粒剂 7 剂，日 1 剂，分 2 次冲服。

方义：交泰丸由肉桂、黄连二药组成，适用于心火亢盛，肾阳不足所致的心肾不交，与黄连阿胶汤所治的心火旺，肾阴不足的心肾不交不同。肉桂温命门之火，鼓动肾水上行，所谓引火归原；黄连清心火，宁心安神；熟地黄、山茱萸、白芍滋肾阴；莲子心助黄连清心火；炒酸枣仁敛阴安神；知母滋阴清热安神。

2019 年 3 月 28 日三诊：睡眠改善，半小时可入眠，可睡 5 个小时，但仍需服药。近日感冒，咳嗽无痰，胸闷憋气，口咽干燥，鼻塞流涕，纳呆脘痞，便干难排。舌淡红，苔薄白而干，脉弦。

诊断思路：睡眠虽改善，但又感冒。《金匮要略》云："夫病痼疾，加以卒病，当先治其卒病，后乃治其痼疾也。"当前以咳嗽作为主要症状，咳嗽不除，眠难改善。观其脉证，当为燥邪伤肺。

诊断：咳嗽（燥邪犯肺，肺气不宣）。

调神针法加天突、膻中，双侧列缺、孔最。大椎，双侧定喘、肺俞、膈俞刺络拔罐放血。

处方：

沙参 10g	玉竹 10g	麦冬 12g	天花粉 12g
紫菀 10g	款冬花 10g	百部 10g	百合 10g
桔梗 10g	白前 10g	炙枇杷叶 10g	辛夷 10g
炒山药 30g	茯苓 15g	炒白术 10g	炙甘草 6g

颗粒剂 7 剂，日 1 剂，分 2 次冲服。

方义：沙参、玉竹、麦冬、天花粉滋阴生津；百部、百合、紫菀、款冬花润肺止咳；桔梗、白前、炙枇杷叶宣肺止咳；山药、茯苓、炒白术、炙甘草健脾益气，补益后天。

针后胸闷憋气顿消，咳嗽减轻。

2019 年 4 月 14 日四诊：感冒愈，咳嗽止，身虽仍畏寒，但四末渐温，眠改善，可睡 6 小时，脐周时胀，仍便干，排出不畅，1 ～ 2 日一行，血压 110/60mmHg。舌淡红，苔薄黄，脉弦。

诊断思路：外邪已去，肺气已宣，四末见温，说明阳气渐复。脐周胀、便干为气机阻滞，腑气不通之象，仍以调神针法针之；中药治疗以交通心肾为法，同时配辛开苦降之药物以调中焦气机，予交泰丸合半夏泻心汤加减。

处方：

肉桂 6g	黄连 15g	黄芩 10g	法半夏 10g
干姜 5g	枳实 10g	生白术 12g	麦冬 30g
醋柴胡 6g	茯神 15g	炒酸枣仁 15g	炙甘草 10g

颗粒剂 7 剂，日 1 剂，分早晚冲服。

始终以调神针法针刺治疗，根据患者临床表现随证调整药物，经 3 个月治疗，睡眠大为改善，已停用褪黑素，有时服用半粒思诺思，可睡 6 小时。

按：不寐一症，急性者易治，慢性者难愈，盖慢性者证情较为复杂，且迭经治疗，颇为棘手。此患为阳虚体质，但又不宜用大剂桂附，恐温燥伤津，只需少少与之，间或出现他证亦需关照，为缓图之策。

焦虑

案 1

谢某，男，35 岁。2019 年 3 月 10 日初诊。

焦虑 1 个月，不寐 10 天。1 个月前因孩子患病着急及与家人生气，焦虑急躁，出现头痛头胀、胸闷心慌、气短乏力等症。10 天前出现失眠，服用某医中药心慌加重，宣武医院神经内科诊为"焦虑状态，自主神经功能紊乱"。予中成药九味镇心颗粒口服，服后症状不轻反重。现入眠困难，一般需 12 点以后才能入眠，眠浅易醒，凌晨两三点即醒，醒后不能再眠。口干，纳呆，有时腹胀，胸闷心慌，有时气短，并伴肌肉跳动，小溲频数。舌红，苔黄白略厚，脉沉弦细，左尤甚。面红。血压 135/95mmHg。

诊断思路：从交谈中感觉此患者属精神敏感之人，易激惹，中医学认为当责之肝胆。"肝者，将军之官，谋虑出焉""胆者，中正之官，决断出焉"（《素问·灵兰秘典论》），"肝者，中之将也，取决于胆……数谋虑不决，故胆虚"（《素问·奇病论》），焦虑的特点就是"谋而不决"，肝体阴而用阳，胆为"中精之腑"（《灵枢·本输》），"凡十一脏皆取决于胆"（《素问·六节藏象论》）。此患与家人不睦，心生矛盾，无法释怀，致肝郁不舒，胆失决断，气机不畅，郁而化火，上冲头颠，扰乱心神。又加治疗不当，热因热用，遂使症状加剧。

诊断：焦虑、不寐（肝郁化热，热扰心神）。

治法：疏肝清热，宁心安神。

1. 针刺

调神针法加大椎，双侧心俞、肝俞放血。

2. 中药——四逆散加味

处方：

醋柴胡 10g	枳壳 10g	白芍 12g	生甘草 10g

龙胆草 10g	黄芩 10g	生龙骨 30g	生牡蛎 30g
珍珠母 30g	石决明 30g	淡竹叶 10g	莲子心 10g
郁金 10g	姜厚朴 10g	全瓜蒌 15g	

颗粒剂 7 剂，日 1 剂，分早晚冲服。

方义：四逆散为《伤寒论》治疗"热厥"的方剂，有解郁泄热之功；龙胆草、黄芩清肝胆之热。龙骨、牡蛎、珍珠母、石决明重镇安神，解肝经郁热；莲子心、淡竹叶、郁金解郁除烦；厚朴、全瓜蒌清热化痰，宽胸下气。

按：本患为肝郁化热，热扰心神，本应疏肝解郁，清热安神，药宜寒凉，切忌温补。观前医处方热药居多，且无益之灵芝、石斛亦在方中，显系售药获利之辈，不惟医术不精，医德亦失。九味镇心颗粒更是药不对症，其中人参、肉桂、五味子更与证情相违，用之无异火上浇油。

2019 年 3 月 14 日二诊：焦虑状态减轻，头不痛，睡眠改善，治疗后第 3 天晚 10 点即有睡意，直睡到早上 7 点，昨晚亦是。口不干，纳好，小便正常，大便调。有时头胀，目花，有时恍惚觉在另一个世界（一直都有，初诊未说）。面已不似前红，舌红，苔薄黄，脉弦细。

继续服前药，调神针法如前，双侧中冲、关冲、大敦放血，膀胱经走罐。

2019 年 3 月 17 日三诊：自觉焦虑情绪较前改善 30% ~ 40%，每晚可睡 6 ~ 7 小时，精神好，纳好，头不痛，偶胸闷，心慌不著，口略干，便略硬，日一行。面略红，舌边尖红，苔薄白，脉弦较前有力，左脉改善明显。血压 130/90mmHg。

诊断：焦虑，为郁热未清，心肝血虚，心神失养。治疗以疏肝清热，养血安神为法。

继续以调神针法为主，加期门（双）、中脘、气海、天枢。大椎，双侧心俞、肝俞放血拔罐。

中药在前方基础上加减。

处方：

醋柴胡 6g	枳壳 10g	炒白芍 15g	炙甘草 6g
龙胆草 10g	黄芩 10g	黄连 6g	法半夏 6g
全瓜蒌 15g	炒酸枣仁 30g	珍珠母 15g	淡竹叶 10g
郁金 10g	麦冬 15g		

颗粒剂 7 剂，日 1 剂，分早晚冲服。

2019 年 3 月 24 日四诊：偶感焦虑，眠可，近两日可睡 7 小时，不胸闷心慌，偶有恍惚，有时前额紧张感，大便不干，但排出稍不畅。脉弦如前。

以疏肝解郁，养血柔肝为法。前方去龙胆草、黄芩。加生地黄、乌梅补益肝肾，枳实、厚朴宽胸下气。

处方：

醋柴胡 10g	枳实 10g	炒白术 15g	生地黄 15g
厚朴 10g	全瓜蒌 30g	黄连 10g	法半夏 10g
炒酸枣仁 30g	乌梅 15g	郁金 10g	珍珠母 30g

继续以调神针法加期门（双）、中脘、天枢。膀胱经、督脉走罐。

2019 年 3 月 31 日五诊：偶焦虑，不恍惚，前额紧张感消失，每日可眠 6～7 小时，大便如前。舌淡红，苔黄白略厚，脉弦较前有力。

诊断、治法如前。经 1 个月治疗，患者基本痊愈。

按：明代李中梓有"不失人情论"之说，"夫不失人情，医家所甚亟，然忧戛乎难之矣……性好吉者危言见非，意多忧者慰安云伪，未信者忠告难行，善疑者深言则忌"（《医宗必读·不失人情论》），此为病人之情。此患为高学历人员，此类人员的特点是考虑问题比较全、比较细，主观意识比较强，遇到问题容易钻牛角尖，就诊时显得顾虑重重，忧心忡忡。故善为医者，当体察病人之情，对此类患者不仅要治身，还要治神，要善于沟通，取得患者信任，帮助其认真分析病情，找出症结所在，提供有效可信的治疗措施与方法，这样有的放矢，身心同治，才能取得良好疗效。

案 2

邢某，女，66 岁。2016 年 11 月 22 日初诊。

焦虑，不寐，纳呆 1 年余。患者 1 年前无明显诱因逐渐出现焦虑，抑郁，心烦不安，失眠，纳差，食后腹胀，西医诊断为"焦虑状态，失眠"。患者自觉双下肢、肛门及足部发热，口干舌红，饮不解渴，大便 2～3 日一行，质黏，小便黄，舌尖红，苔黄厚腻，脉沉滑略数。

诊断思路：老年人无明显原因出现焦虑抑郁症状，西医学认为多为内分泌改变所致，中医学认为系肝肾不足，阴阳失衡所致。但此患却表现为热蕴三焦，热扰心神之象。上焦有热故心烦失眠，口干舌红，饮不解渴；中焦有热故纳差、食后腹胀；下焦有热则下肢、肛门发热，大便不畅，小便黄。舌脉为热盛之象。

诊断：焦虑（三焦热盛，心神被扰）。

治法：清热安神。

1. 针刺

（1）取穴

百会、四神聪、印堂、中脘，双侧天枢、神门平补平泻，双侧厉兑放血3次/周。

（2）操作

选1寸毫针，百会、四神聪、印堂平刺0.5～0.8寸；神门直刺0.5寸。选2寸毫针，中脘、天枢直刺1.5寸。厉兑用一次性采血针放血，每周3次。

（3）方义

百会、四神聪、印堂、神门安神定志；中脘、天枢调理中焦；厉兑放血可清泄胃热。

2. 中药——大黄黄连泻心汤加味

处方：

黄连 10g	黄芩 10g	熟大黄 10g	黄柏 10g
当归 10g	茯苓 30g	泽泻 10g	半夏 10g
郁金 10g	石菖蒲 10g	薏苡仁 30g	干姜 6g
炙甘草 10g			

7剂，水煎分温服，日1剂。

方义：大黄黄连泻心汤有清热泻火除烦之功；加黄柏增强清下焦之力；郁金、石菖蒲、半夏、茯苓清心解郁，健胃化痰；泽泻、薏苡仁清热利湿；当归活血养血；干姜与半夏、黄芩、黄连同用，辛开苦降，宣通气机；炙甘草调和诸药，补益中焦。

2016年11月29日二诊：腹胀减轻，仍焦虑，心烦，眠差，双下肢热感，口干，大便干，1次/日。舌尖红，苔黄腻，脉滑数。

诊断如前，继续针刺治疗如前，放血改为十宣。前方去干姜、半夏，以黄连解毒汤合石膏知母竹叶汤与调胃承气汤加减以泄热解毒。

处方：

黄连 10g	黄芩 10g	黄柏 10g	栀子 10g
生石膏 45g（先煎）	知母 10g	竹叶 10g	熟大黄 10g
枳实 6g	当归 10g	泽泻 10g	薏苡仁 30g
车前子 10g	陈皮 10g	炙甘草 10g	

7 剂，水煎分温服，日 1 剂。

2016 年 12 月 6 日三诊：精神状态改善，夜间可睡 3 小时左右，仍有时心烦、郁闷，患者腹胀少作，双下肢热感减轻，大便通畅。

诊断如前，继续针刺治疗如前。患者年过六旬，清热药不宜单用久用，酌加半夏、白术、炮姜，令清三焦热的同时不致过度寒凉。

处方：

黄连 10g	黄芩 10g	黄柏 10g	熟大黄 10g
当归 10g	知母 10g	郁金 10g	炒白术 10g
半夏 10g	生石膏 45g（先煎）	炮姜 10g	枳实 6g
竹叶 10g	栀子 10g	炙甘草 10g	

7 剂，水煎分温服，日 1 剂。

2016 年 12 月 20 日四诊：精神状态佳，腹胀少作，夜间可睡 5 ～ 6 小时，偶有心烦、郁闷，双下肢热感不明显，大便通畅。

诊断、针灸治疗如前。

处方：

黄连 10g	黄芩 10g	黄柏 10g	熟大黄 10g
当归 10g	柴胡 10g	郁金 10g	生石膏 45g（先煎）
半夏 10g	炮姜 10g	枳实 6g	竹叶 10g
栀子 10g	炙甘草 10g		

7 剂，水煎分温服，日 1 剂。

按：本患虽年过六旬，但未见明显肝肾不足之象，反有热蕴三焦，阳明腑实，热扰心神之症。此时不可拘于年老体弱，肝肾不足之理论，应"观其脉证，知犯何逆，随证治之"，当清热通腑，开窍解郁。针刺与中药并用，内用清热解毒之品，重泻三焦而清郁热；外用针刺开窍，井穴、十宣放血清热宁神。中药以清热解毒佐以健脾温化，祛邪不忘扶正，可获满意疗效。

郁证

案 1

刘某，男，49 岁，公务员。2018 年 5 月 21 初诊。

精神抑郁焦虑 10 余年。自觉孤独，抑郁，无助感，有自杀倾向及行为。现虽服抗抑郁药，但仍有严重的抑郁感。叙述病情时难掩悲哀，放声大哭，全然不顾及有其他患者在场。自觉思维迟钝，工作能力下降，眠可，口干口苦，面颊拘紧麻木感，纳呆，胸闷，腹胀，二便调。舌暗红，苔白厚腻满布，脉滑。

诊断思路：从舌象结合脉象来看当为痰湿痹阻，心神被蒙。

诊断：郁证（痰湿阻滞，心神被蒙）。

治疗：化痰祛湿，安神解郁。

1. 针刺

（1）取穴

调神针法加膻中、中脘、气海，双侧地仓透颊车、禾髎、太阳（向下平刺）、内关、天枢、太溪、阴陵泉、丰隆。

（2）方义

调神针法调和阴阳，宁心安神；地仓透颊车、太阳向下平刺改善面颊拘急状态；内关、膻中宽中行气；中脘、天枢、阴陵泉、丰隆调理脾胃，化痰祛湿。隔日 1 次。

2. 拔罐

背部膀胱经及督脉走罐。

3. 中药——小陷胸汤合温胆汤加减

处方：

法半夏 10g	黄连 10g	全瓜蒌 30g	陈皮 10g
竹茹 10g	茯神 10g	枳实 10g	黄芩 10g
炮姜 6g	醋柴胡 10g	郁金 10g	淡竹叶 10g
蝉蜕 6g	炒白术 10g		

7 剂，水煎早晚分服，日 1 剂。

2018 年 5 月 28 日二诊：精神状态改善，心情略感舒畅；胸闷减轻，仍腹胀，口干口苦，纳呆，大便秘结，2～3日一行。舌暗红，苔黄厚，脉滑略弦。

继续针刺、走罐如前。予黄连温胆汤加减。

处方：

陈皮 10g	法半夏 10g	茯神 15g	黄连 10g
枳实 15g	竹茹 12g	淡竹叶 10g	黄芩 10g
炒白术 10g	厚朴 10g	佩兰 10g	藿香 10g
炮姜 3g	蝉蜕 10g		

7剂，水煎早晚分服，日1剂。

2018年6月12日三诊：精神好，纳好，眠佳，可睡6小时以上。大便日一行，口不干苦。舌边尖红，苔黄厚，脉弦。

诊断如前。继续针刺、走罐如前。

处方：

法半夏 10g	陈皮 10g	茯神 15g	黄连 6g
竹茹 10g	枳实 10g	竹叶 10g	莲子心 10g
佩兰 10g	白豆蔻 12g	薏苡仁 30g	蝉蜕 10g
茵陈 10g	郁金 10g	醋柴胡 10g	黄芩 10g

煎服法如前。

经两个月治疗，患者精神状态大好，心情愉悦，自诉充满活力，思维敏捷，工作能力恢复。

按：抑郁症以显著而持久的心境低落为主要临床特征，是心境障碍的主要类型。其临床表现为情绪消沉，从闷闷不乐到悲痛欲绝，自卑抑郁，悲观厌世，甚者出现自杀自残企图或行为。由于过去大多数人对此类疾病没有正确认识，认为是患者意志不坚强、思想有问题等，没能采取正确的治疗方法，致使许多患者发展为慢性过程，甚至部分患者走上了自杀的绝路。还有的患者虽然采取了药物治疗，也在某一阶段控制了病情，但由于对此病正确的治疗方法不了解，自行停药，结果导致病情反复，转为慢性。因此正确认识此病和选择正确的治疗方法就成为应对本病的两个重要环节。西药对于改善抑郁症症状和控制病情发展均有良好效果，一般来说只要及时、规范、全程服药，大部分患者病情都可得到控制。但也有部分患者效果不理想，主要是药物的副作用以及患者的体质。西药使用不重视患者的体质，只要是抑郁症基本上都是同一类药物，这就出现了疗效上的差异以及一些副作用的产生。

中医学认为此类疾病属"郁病"范畴，发病有脏腑虚实之别。脏腑主要涉及心、肝、脾；实主要有六郁（气郁、血瘀、化火、食积、湿滞、痰结）；虚主要有气血不足、阴精亏虚等。治疗则针对病因病机调理脏腑，补虚泻实，辨证施治。针刺则是在中医病因病机理论和治疗原则的指导下采取补虚泻实、调整阴阳平衡的方法，对于改善症状，缩短疗程有很好的作用。临床上中西医结合治疗效果良好。

本案患者曾有自杀行为，且在就诊时当众失声痛哭，其内心痛苦程度可想而知，说明抑郁状态十分严重。虽然一直服用抗抑郁西药，但效果不佳。根据患者临床表现以及四诊所得，拟以化痰祛湿，安神解郁之法，疗效显著。

案2

李某，男，43岁。2018年9月9日初诊。

躁郁症20年，服用阿利哌唑，每片10mg，bid或tid，石杉碱甲片，每片50μg，bid。现情绪低落，自觉思维迟钝，不愿与人交流，强迫思维，时觉心烦，坐立不安，早醒（3：00左右），口中异味，腹不胀，二便正常。舌红，苔黄厚腻，脉滑数。

诊断思路：患者为中学美术老师，因思维迟钝，现已不能从事教学工作，改为后勤工作，十分苦恼。为治此病休假来京求医，同时到通州区宋庄画家村其老师处学习。此患与前一患者均为抑郁，两者程度相仿，但从临床表现和体征来看，前者为舌暗红，苔白厚腻满布，脉滑；此患为舌红，苔黄厚腻，脉滑数。故前者为痰湿痹阻，心神被蒙；此患为痰热蕴结，热扰心神，主要是从舌象和脉象辨识。

诊断：郁证（痰热蕴结，热扰心神）。

治疗：清热化痰，宁心安神。

1. 针刺

（1）取穴

调神针法加四神聪、膻中，双侧内关、丰隆。大椎，双侧心俞、膈俞、肝俞、胆俞放血。

（2）操作

选 1 寸毫针，四神聪、膻中平刺 0.8 寸；内关直刺 0.5 寸。选 1.5 寸毫针，丰隆直刺 1 寸，留针 20 分钟。大椎、心俞、膈俞、肝俞、胆俞采血针刺络拔罐放血。每周 2 次。

（3）方义

调神针法调和阴阳，宁心安神；四神聪安神醒脑；内关、膻中宽胸理气，宁心安神；丰隆健脾和胃化痰；大椎清热安神；心俞、膈俞、肝俞、胆俞清心安神，疏肝利胆。

2. 中药——黄连温胆汤加减

处方：

法半夏 10g	陈皮 10g	茯神 15g	枳实 15g
黄连 10g	竹茹 10g	全瓜蒌 30g	黄芩 10g
郁金 10g	百合 15g	夜交藤 15g	珍珠母 30g

颗粒剂 7 剂，早晚水冲服，日 1 剂。

2018 年 9 月 14 日二诊：情绪改善，自觉思维较前敏捷，反应基本正常，愿与人交流，心烦减轻，虽仍有时坐立不安，但程度较轻，入眠可，仍早醒，但醒后可再眠。口中无异味，腹不胀，二便调。舌红，苔黄厚程度较前减半，脉滑数。

诊断如前。

针刺治疗如前。双侧中冲、关冲、少冲放血。

处方：

法半夏 10g	胆南星 10g	枳实 15g	黄连 12g
黄芩 10g	竹茹 10g	莲子心 10g	全瓜蒌 30g
珍珠母 30g	知母 15g	麦冬 30g	茯神 15g

颗粒剂 7 剂，早晚水冲服，日 1 剂。

2018 年 9 月 23 日三诊：心情好，思维敏捷，反应正常，偶心烦，少许坐立不安，眠好，偶有早醒。舌红，苔黄，脉滑小数。

针灸治疗同前。

上方加竹叶 10g，薤白 10g。颗粒剂 10 剂，早晚水冲服，日 1 剂。

2018 年 10 月 21 日四诊：心情好，眠好，可睡 7 ～ 8 小时，无早醒，心烦几无，无坐立不安等焦虑症状，纳好，便调。舌红，苔中黄厚（近日陪老师吃饭，食辛辣及饮酒），脉滑。

针灸治疗同前。

处方：

法半夏 10g	胆南星 10g	枳实 15g	黄连 12g
黄芩 10g	竹茹 10g	莲子心 10g	全瓜蒌 30g
珍珠母 30g	知母 15g	麦冬 30g	醋柴胡 10g
炒栀子 10g			

颗粒剂 7 剂，早晚水冲服，日 1 剂。

经 2 个月针药治疗，患者病情基本控制，心情较为舒畅，可胜任一般工作，后回原籍工作。

按：躁郁症属双向情感性精神疾病，其特征是兴奋与抑郁交替出现，按照中医传统理论痰热与痰湿交替出现，前者蒙蔽心包，后者热扰心神。此患者患病时间较久，长期服用抗抑郁药，虽可改善抑郁，但其无法改善体内痰湿化热之病机，故热象丛生，烦躁不安，口中异味，舌红苔厚。针对此病机，当采用清热化痰，宁心安神之法。刺络放血为泄热之快捷之法，心俞、膈俞、肝俞、胆俞均与神志有关，在这些腧穴放血针对性极强。黄连温胆汤可理气化痰，和胃利胆，清热除烦，治疗胆郁痰扰，心烦失眠之症。加黄芩、全瓜蒌、郁金、珍珠母增强清热化痰、解郁除烦之力，百合、夜交藤宁心安神。针药结合迅速缓解病情，随访 1 年病情平稳。

身痛

赵某，女，34 岁。2018 年 8 月 17 日初诊。

身痛 5 年余。躯干背部时痛，痛感明显。双足二三趾背间疼痛。入眠尚好，但多梦，口干，大便日一行。月经愆期，经量少，黑色有血块，乳房胀感。舌暗红，苔黄干，脉沉。

诊断思路：身痛日久，久病入络，络脉瘀阻则身痛不已，成恶性循环；冲任不通则月经愆期，量少有块，胃经不畅则乳房胀感，足二三趾痛。舌暗红为瘀血阻络之象，苔黄干为瘀久化热。

诊断：身痛症（瘀血阻络）。

治法：活血化瘀，通络止痛。

1. 针刺

（1）取穴

五脏俞、六腑俞加大椎，双侧膈俞、次髎、足三里。

（2）刺法

选 1.5 寸毫针，背俞穴直刺 1 寸；大椎向下平刺 1 寸，次髎直刺 1 寸，足三里先向上斜刺，提插捻转有针感向上传导，再向下斜刺，有针感向下传导为佳。留针 20 分钟，每周 2 次。

（3）方义

五脏俞加膈俞、六腑俞加膈俞是明代杨继洲《针灸大成》中治疗五脏六腑结热，"吐血不止""血妄行不止"的针灸处方，专门治疗血证，北京王乐亭老中医将其治疗范围扩大化，用治五脏虚损，气血亏虚，妇人脏躁，月经失调，以及腑气不通、消化不良、六腑热病（血热妄行，各种出血之症）、背腰酸胀、腰骶疼痛等。在此用之取其通调血脉、通络止痛之功，同时调节脏腑，安神定志。大椎为督脉穴，为诸阳之会，可通督脉，调阳气；次髎可调经，止腰痛；足三里通调阳明经气血，消乳胀，止趾痛。

2. 中药——桃红四物汤加减

处方：

桃仁 10g	红花 10g	酒赤芍 10g	当归 12g
川芎 10g	牡丹皮 10g	乌梢蛇 10g	乌药 10g
延胡索 10g	路路通 10g	鸡血藤 15g	炙甘草 6g
太子参 15g	茯苓 30g	知母 15g	麦冬 15g

7 剂，水煎早晚温服，日 1 剂。

方义：桃红四物汤养血活血，通络止痛；牡丹皮凉血活血，消瘀止痛；乌梢蛇、路路通、鸡血藤通络止痛；乌药、延胡索行气止痛；太子参、茯苓、知母、麦冬、炙甘草益气养血，滋阴清热。诸药合用，通络止痛不伤正气。

2018 年 8 月 22 日二诊：身痛较前明显减轻，入眠可，眠中稍安。口黏不爽，月经来潮，量多有血块。舌红，裂纹，苔黄厚而干，脉滑。

查体：TSH（促甲状腺激素）0.41mIU/L，T_4 13.2nmol/L，RF（类风湿因子）20.2IU/mL。腹部 B 超未见明显异常。

继续针刺治疗如前。

2018 年 8 月 28 日三诊：身痛缓解，眠可，上背部稍痛不舒。舌红，苔黄略干，脉滑。

继续针刺如前。

处方：

桃仁 10g	红花 6g	酒赤芍 10g	当归 10g
川芎 10g	牡丹皮 10g	乌梢蛇 10g	乌药 10g
延胡索 10g	鸡血藤 15g	葛根 12g	皂角刺 10g
太子参 15g	玄参 10g	天花粉 15g	炙甘草 6g

7 剂，水煎早晚温服，日 1 剂。

2018 年 11 月 12 日因鼻炎发作前来治疗，告知经前治疗后身痛症状明显减轻，已不影响工作和睡眠，因工作繁忙而中断治疗。

按：中医学认为疼痛原因之一是经络痹阻，即"不通则痛"，治疗方法为通调经络，活血止痛，比较常用的中药方剂为桃红四物汤。针刺疗法对于疼痛性疾病有良好的疗效，针刺止痛的机理也是通调经络，所谓"经脉者，所以能决死生，处百病，调虚实，不可不通"（《灵枢·经脉》）。从现代解剖学和病理生理学的角度看，躯干部疼痛可能为脊神经后支卡压所致。脊神经出椎间孔后分为前支和后支，后支较细，为混合性神经，经相邻椎骨横突之间向后行走，有肌支和皮支分布于项、背及腰骶部深层的肌肉和皮肤。脊神经后支可由局部肌肉的牵拉、骨质增生或生物因素等被卡压，出现神经支配区域的疼痛麻木等症状。五脏俞加膈俞、六腑俞加膈俞均在背部脊柱两侧，与脊神经后支关系密切，针刺这些腧穴可以松解紧张的肌肉、韧带等，解除脊神经后支的压迫从而缓解疼痛。

五更泻

于某，男，73 岁。2019 年 3 月 11 日初诊。

晨起腹泻 3 年。每于晨起腹鸣内急，必如厕后方快，便稀溏，肛门收束无力，一有便意即欲排出，稍迟即污衣物，平素畏冷食，食后腹胀。舌淡红胖，苔黄白厚略腻，脉弦。

诊断思路：晨起即泻，中医称"五更泻"，责之脾肾阳虚。但也与中焦气机升降失常有关，所谓"清气在下，则生飧泄"（《素问·阴阳应象大论》）。

诊断：五更泻（脾肾阳虚，升降失常）。

1. 针灸

（1）取穴

中脘、上脘、下脘、气海、关元，双侧天枢、足三里、丰隆、公孙。

（2）操作

选 1.5 寸毫针，中脘、上脘、下脘、天枢直刺 1 寸；足三里、丰隆直刺 1.3 寸。选 1 寸毫针，公孙直刺 0.5 寸；气海、关元艾条灸。针、灸各 20 分钟，隔日 1 次。

（3）方义

中脘、上脘、下脘均在中焦，天枢为大肠之募穴，可调理脾胃，通畅气机；关元、气海位于丹田，且关元为小肠之募穴，灸之可补益元阳，调理肠胃；足三里为强壮穴，丰隆为足阳明胃经之络穴，公孙为足太阴脾经之络穴，可健脾和胃，补益正气。

2. 中药——四神丸合甘草泻心汤加减

处方：

补骨脂 15g	五味子 10g	肉豆蔻 10g	吴茱萸 6g
黄连 15g	黄芩 10g	黄柏 10g	法半夏 10g
干姜 6g	炙甘草 15g	炒山药 30g	炒白术 10g
茯苓 15g			

7 剂，水煎早晚温服，日 1 剂。

方义：四神丸（《证治准绳》）有温补脾肾、收敛止泻之功，为治疗脾肾虚寒五更泻的代表方。甘草泻心汤辛开苦降，健脾和胃止利，治"其人下利，日数十行，谷不化"（《伤寒论·辨太阳病脉证并治》），加茯苓、炒白术、炒山药补益中焦。

2019 年 3 月 18 日二诊：虽有肠鸣，但不似前急，可延缓 1～2 小时如厕，便初干后稀，口干缓解。舌淡红胖，苔黄白已不似前厚腻，脉弦。

继续针灸如前，效不更方，前方继服 7 剂。

2019 年 3 月 25 日三诊：仍有便意，每日 1 ～ 2 次，便稀。舌淡红，苔黄略厚而腻，脉滑。

针灸如前，考虑其清阳不升，水湿不化。前方加车前子与茯苓同用利小便所以实大便；加升麻、柴胡升举阳气。

处方：

补骨脂 15g	五味子 15g	吴茱萸 10g	干姜 6g
黄连 15g	车前子 10g	茯苓 30g	炒山药 30g
炒白术 10g	升麻 10g	醋柴胡 6g	炙甘草 10g

7 剂，水煎早晚温服，日 1 剂。

2019 年 4 月 1 日四诊：便日 1 次，有时 2 次，虽肠鸣但无急意，便质稀软不成形。舌淡红，苔黄略厚而润，脉滑。

上方去炒白术，加茯苓至 60g，干姜至 10g，加苍术 12g。

2019 年 4 月 9 日五诊：肠鸣少作，大便已成形，日一行。如厕正常，口略干苦。舌如前，脉略滑。

治疗：针刺＋艾灸（双侧八髎）。

处方：

补骨脂 10g	吴茱萸 10g	五味子 10g	黄连 6g
干姜 6g	茯苓 30g	炒白术 10g	炒山药 30g
知母 30g	炙甘草 10g		

7 剂，水煎早晚温服，日 1 剂。

经 1 个月治疗，病情大好，排便恢复正常。

按：五更泻不仅有脾肾阳虚一因，而且中焦气滞、清阳不升而下泻也是一因。前者重温补脾肾阳气，方用四神丸，后者当疏通气滞，方用泻心汤。

膝痹（髌骨软化症）

张某，男，55 岁。2019 年 5 月 28 日初诊。

双膝冷感 40 余年，加重 2 年余。患者少年时喜蹚水，天凉亦如是，双膝时有冷感，较常人畏冷。近 2 年来症状加重，畏空调，夜卧必以厚衣护膝方不致冷醒，眠浅易醒。双膝力弱，蹲起费力，上楼时疼痛，走路不稳。口不干不苦，无心烦，胸口至颈易汗出，甚则湿衣。舌淡，苔中略黄，脉虚。

查体：双侧髌骨活动度良好，髌内轻压痛，研磨试验双侧（＋）。四肢肌力5级，腱反射减弱。双侧巴氏征（＋），掌颌反射双侧（＋）。单足下蹲双侧（＋）。行走左腿不稳，闭目难立征（＋）。

诊断思路：下肢受寒多年，年轻时阳气充足，尚可与寒抗争，可无症状。"六八"之后，阳气衰竭，寒自内生，故畏冷畏风；"七八"，肝气衰，筋不能动，肾脏衰，形体皆极，故腿脚无力，行动不便；虚阳浮越，故眠浅易醒，胸颈汗出。此为元阳不振，命门火衰，虚阳浮越的上热下寒证。

中医诊断：膝痹（元阳不振，上热下寒）。

西医诊断：髌骨软化症；脑血管病不排除。

治法：下温元阳，上清心火。

1. 针刺

（1）取穴

调神针法合膝八针加中脘，双侧本神、天枢、内关、风市。

（2）操作

按调神针法和膝八针操作方法针刺，膝八针中内膝眼、外膝眼、鹤顶并灸。

（3）方义

调神针法加本神、内关宁心安神；膝八针加风市活血通络，祛风止痛。中脘、天枢与足三里、三阴交相配调理中焦，调畅气机。

2. 中药——黄连汤加减

处方：

法半夏 10g	黄连 15g	肉桂 6g	党参 12g
炙甘草 10g	干姜 6g	大枣 12g	

7剂，水煎分早晚温服，日1剂。

方义：黄连汤为仲景《伤寒论》中治疗"伤寒，胸中有热，胃中有邪气，腹中痛，欲呕吐者"的一首方剂，有清上温下，调和寒热，升降阴阳之功。在此加减使用是针对本患的具体情况。方中半夏、黄连、干姜辛开苦降，平调寒热，上下并治；以辛甘大热之肉桂易辛甘温之桂枝，是因此患并非外感而寒，而是元阳不振，命门火衰，且肉桂与黄连合用为交通心肾之交泰丸，可清上温下而助眠；党参、甘草、大枣补中益气。诸药合用使元阳蒸腾，胸中之火得降，中焦气机通畅，阴阳升降复常，寒冷得消。

嘱患者行头颅 CT 或 MRI 检查以进一步明确诊断。

2019 年 6 月 4 日二诊：诸症减轻，胸口至颈汗出减少，双膝凉感明显减轻。夜间仍需以厚衣护膝，但已无凉感，近日天凉亦无不适感。双膝感觉较前有力，下蹲动作较前灵活，行走亦较前稳定性提高。舌淡，苔薄白，脉弦。

针灸治疗同前，效不更方，前方再服 7 剂。

按：上热下寒是临床常见的一种病理现象，多由中焦气机阻滞引起，最好的方法就是用辛开苦降的方法通调气机，使上下交通，热不上炎而下温，症状即可缓解。仲景的泻心汤辈均有此功效。泻心汤辈虽为伤寒误治，邪入中焦，寒热错杂，中焦气滞的痞证而设，但无论何因，只要见到中焦气滞，上热下寒，均可按这个思路治疗，本案即是如此。

腰腿痛（腰椎间盘突出症）

崔某，男，76 岁。2018 年 1 月 9 日初诊。

腰痛伴右下肢放射痛 5 年。感受风寒致腰部疼痛畏冷，后渐出现右下肢放射痛，腰部重坠，活动受限，久坐久立腰腿无力，肌肉紧张。连及颈项僵硬不适，气短，乏力，时有头晕、胸闷、呃逆，眠差，纳可，夜尿频，大便干。舌体胖大，质暗，苔白略腻，脉浮紧。

查体：腰椎 3、4 棘突压痛（+），右侧棘突间旁开压痛（+），双膝能伸直，双下肢皮肤温度正常，无肌肉萎缩，肌力 5 级，肌张力正常，直腿抬高试验右（+）、左（－），屈髋伸膝试验（－）。

腰椎正侧位 X 射线片：腰椎侧弯，生理曲度变直，L1 ～ L5 椎体骨质增生明显，可见明显骨赘形成，L4 ～ L5 椎体形成骨桥，L4 ～ L5、L5 ～ S1 椎间隙变窄，L5 ～ S1 椎间孔变窄。印象：腰椎间盘突出。

诊断思路：腰椎间盘突出症属中医学"腰腿痛"的范畴。此病发病原因多种，此患年高肾亏，病发于感受风寒之后，迁延不愈，伴有畏冷、舌胖质暗、苔白腻、脉浮紧等，当属寒湿痹阻腰部经络。余症均为经络痹阻，气血亏虚，气机升降失常之表现。

诊断：腰腿痛（寒湿阻络，气机失常）。

治法：化湿逐瘀，通络止痛。

1. 针灸

（1）取穴

双侧肾俞、气海俞、大肠俞、秩边，右侧环跳、承扶、风市、阳陵泉、委中、飞扬，太溪、颈夹脊（双侧）。

（2）方义

肾俞、气海俞、大肠俞、秩边疏通腰部经脉，补益肾气，行气通肠；右侧环跳、承扶、风市、阳陵泉、委中、飞扬疏通下肢经脉，活血祛瘀止痛。太溪与肾俞配合滋阴益肾；委中亦有止腰背痛之功、颈夹脊疏通颈项部气血。

（3）操作

选 3 寸毫针，肾俞、气海俞、大肠俞、秩边、环跳直刺 2～2.5 寸，行提插捻转手法，肾俞、大肠俞、环跳有向下传导感。取 2 寸毫针，承扶、风市、阳陵泉、委中直刺 1.5～1.8 寸。留针 20 分钟。肾俞、气海俞、大肠俞同时予艾条灸。

2. 中药——肾着汤合通经活络之品

处方：

炙甘草 10g	干姜 10g	茯苓 18g	炒白术 10g
党参 15g	赤芍 10g	当归 10g	路路通 15g
皂角刺 10g	地龙 10g		

7 剂，水煎分早晚温服，日 1 剂。

方义：肾着汤（《金匮要略》）为治疗寒湿痹着于腰部的方剂，有温中散寒、健脾除湿之功，可以去除痹阻于腰部的寒湿之邪。寒湿侵袭腰部，久病必瘀，加赤芍、当归、地龙、皂角刺、路路通活血化瘀，通络止痛；党参与茯苓、白术、甘草成四君子汤，意在健脾益气。

2018 年 1 月 16 日二诊：腰部冷痛重坠感明显改善，右下肢放射痛亦明显缓解，腰部活动较前轻松，颈部僵硬感减轻，气短、乏力亦改善。无头晕、胸闷、呃逆。仍眠浅多梦，纳可，尿频，大便可。舌体胖大不似前重，苔白，脉浮紧。右侧直腿抬高试验（－），余同前。

继续针灸如前，中药治疗前方去茯苓，加茯神 18g、酸枣仁 30g 养血安神。7 剂，水煎分早晚温服，日 1 剂。

针药治疗 1 个月，症状消失。

按:《黄帝内经》云"风寒湿三气杂至，合而为痹"，此患腰腿痛似属痹证，按理当用桂枝芍药知母汤、乌头汤之类。但其临床特点是腰部冷重感较重，又与痹证有所不同。结合舌脉症考虑为肾着病。《金匮要略·五脏风寒积聚病脉证并治》云："肾着之病，其人身体重，腰中冷，如坐水中，形如水状，反不渴，小便自利，饮食如故，病属下焦，身劳汗出，衣里冷湿，久久得之，腰以下冷痛，腹重如带五千钱，甘姜苓术汤主之。"肾着病临床症状特点是身体重，腰中冷，如坐水中，形如水状，腰以下冷痛。为了更清楚地说明重坠的程度，仲景用了一个形象的比喻，"如带五千钱"。为何这样比喻？原来汉代的主要货币是五铢的铜币，中有方孔，可以绳贯穿便于携带。古人多将穿成串的钱缠在腰间，故有"腰缠万贯"之说以喻富贵。汉五铢每枚约重 4g，5000 钱就是 20kg，如此重的钱缠在腰间其沉重感可想而知，用大家都明白的事情做说明非常好理解。肾着汤四味药不在于温肾助阳以逐寒，而在于祛除肌肉经络间的寒湿之气，这是此类腰痛的治疗原理。

乳少

程某，女，30 岁。2016 年 11 月 1 日初诊。

乳少 20 余日，加重 3 天。产后 43 天，恶露不尽，因家务事心急，郁闷，乳汁渐少，3 天来乳汁几无，乳房胀满，心烦易怒。舌边尖红，苔白略厚，脉滑微数。

诊断思路：患者体胖，食欲好，营养充足，喜肥甘。情志不遂，乳汁遂少，诊断明确，辨证应为肝郁不舒，乳络不通，胞宫瘀滞，冲任不畅。

诊断：乳少（肝郁不舒，乳络不通）；恶露不尽（胞宫瘀滞，冲任不畅）。

治法：行气活血，通乳祛瘀。

1.针刺

（1）取穴

双乳 12、3、6（乳根）、9 点，膻中、中脘，双侧肩井、期门、通里、足三里、三阴交、八髎。

（2）操作

取 1.5 寸毫针，在双侧乳房由外向内斜刺，提插捻转；肩井直刺 1 寸；

膻中进针后分别向两侧乳房平刺 1 寸，行提插捻转数下后，针尖向下平刺 1 寸；期门向外平刺；中脘、足三里、三阴交直刺；八髎以 3 寸毫针直刺并提插捻转，有针感向前传导为度；通里取 1 寸毫针直刺 0.5 寸。3 次 / 周。

（3）方义

乳房周围为局部取穴，可直接疏通乳房络脉；肩井为足少阳胆经穴，有通乳作用，膻中为任脉穴，气之会，可行气活血通乳，期门、中脘、足三里疏肝解郁，健脾和胃，三阴交、八髎活血化瘀，调理胞宫。

2. 中药——桃红四物汤加减

处方：

川芎 10g	当归 10g	桃仁 10g	红花 10g
桂枝 6g	赤芍 10g	王不留行 15g	皂角刺 10g
炮山甲 6g	路路通 10g	生黄芪 15g	黄芩 15g

7 剂，水煎分二次温服，日 1 剂。

2016 年 11 月 8 日二诊：乳汁增多，恶露少许，饮食睡眠可，舌边尖红，苔白略厚，脉滑微数。中医诊断如前，考虑尚有痰湿阻滞。在前法的基础上加健脾化湿之法，针刺如前。

处方：

川芎 10g	当归 10g	车前子 10g	茯苓 15g
白术 6g	赤芍 10g	王不留行 15g	皂角刺 10g
炮山甲 2g	路路通 15g	陈皮 10g	乌药 10g
天花粉 15g	麦冬 15g	连翘 10g	

7 剂，水煎分二次温服，日 1 剂。

2016 年 11 月 15 日三诊：乳汁基本恢复正常，恶露已净，饮食睡眠均可，前方继服 7 剂。

按：乳少一症，有虚实之分。今人营养充足，虚证者少，多为实证。本患体壮，针刺以阳明经、任脉为主，阳明经多气多血，任脉为阴脉之海，激发两经经气，可益气补血，调气通络。八髎位于骶椎，乃支配盆腔内脏器官的神经血管会聚之处，针刺此穴可从外而内调理胞宫，使瘀血去而乳汁通。

三、针刀治疗

舌咽神经痛

吉某，女，61岁。2020年5月14日初诊。

舌痛5年，复发2个月。5年前出现舌体左侧疼痛，连及咽部，疼痛呈针刺及烧灼样，西医诊断为"舌咽神经痛"，经用中西药物治疗症状缓解。两个月前舌痛又作，食用辛辣食品后疼痛更甚，每日需服用卡马西平5片，痛甚时还需加服布洛芬方可止痛，但又出现头晕、恶心等症状。舌淡红，苔薄黄，脉滑数。

诊断依据：从半侧舌体及咽部疼痛可以明确诊断为舌咽神经痛。舌咽神经是颅神经的第9对，主管咽喉部黏膜的感觉。一部分唾液腺的分泌和舌后1/3的味觉。舌咽神经痛的特点就是一侧咽部舌根部及扁桃体区发作性疼痛。

诊断：舌咽神经痛。

治疗：针刀。

（1）定点

在左侧下颌骨下颌支后缘的上、中1/3交点后方约0.5cm处定点，此点约在颞骨茎突尖处。

（2）消毒麻醉

碘伏消毒2次，用5mL注射器抽取1%利多卡因2mL，注射针尖触及茎突尖后回抽无血，推入药液1mL。

（3）操作

选4号0.8mm针刀，刀刃线与身体纵轴平行，从定点处刺入针刀，当刀刃抵达茎突尖后贴着茎突后方切割茎突咽肌3刀，出针按压针孔，创可贴外敷。

2020年5月21日二诊：治疗翌日，疼痛大减，卡马西平减至1片/日，近2日疼痛有所加重，得理多用至2.5片/日。现只有进食吞咽时刺痛，程度较轻。自诉1年前出现同侧面肌抽动，主要在眼角颞部。

继续针刀治疗：在左侧茎乳孔定1点，茎突尖定1点。消毒，用5mL注射器抽取1%利多卡因2mL，注射针尖触及茎突尖后回抽无血，推入药液1mL。在茎乳孔处推入药液1mL。选4号0.8mm针刀，茎突咽肌切割法如上；茎乳孔处针刀刺至茎乳孔后侧边缘，向下切割3刀后出针。创可贴外敷。

2020年5月28日三诊：舌咽痛基本消失，偶有疼痛可忍。面抽亦未发作。再求治他病。

按：舌咽神经痛是一种由于舌咽神经受到刺激引起的阵发性剧烈疼痛，表现为针刺样、电击样、刀割样疼痛，主要发生在一侧舌根、咽喉、扁桃体、耳根部及下颈后部。本病发病率不高，每10万人不到1例，任何年龄都可发病，50岁以上多见，无明显性别差异。大部分病例原因不明，原发性舌咽神经痛可能由于不明原因导致周围血管压迫舌咽神经或神经根缺乏髓鞘，血管压迫后形成短路。继发性舌咽神经痛可能是舌咽神经周围某些血管位置异常，或发生肿瘤、感染、动脉瘤，以及茎突过长、发生多发性动脉硬化等因素，导致周围组织刺激或压迫舌咽神经。过去针刺舌体、咽部虽也有效，但治疗时间较长，有的效果也不理想。舌咽神经从颈静脉孔出颅后沿茎突咽肌下行，经舌骨舌肌内侧到达舌根，有可能是走行过程中肌肉的压迫，所以在其行经的茎突咽肌进行针刀松解，解除压迫刺激，使疼痛得到缓解。

颈椎病

杨某，女，44岁。2016年10月18日初诊。

头晕恶心20余日。患者于2016年9月27日晨起突发头晕，伴恶心，汗出，转头时头晕明显，仰头时胸闷，腹胀，偶有上肢麻木。MRI：颈椎退变；C4/5、C5/6椎间盘轻度突出。常规按摩、针灸后症状有所缓解。

查体：血压140/75mmHg，颈部肌肉压痛（＋），旋颈试验（＋），臂丛神经牵拉试验左（＋）、右（－）。

诊断思路：晨起时突发头晕，转颈时头晕加重，为颈椎病所致的椎动脉供血受阻后循环缺血表现；汗出、胸闷为交感神经节受压的表现，上肢麻木为臂丛神经卡压的表现，结合MRI及其他症状，当为混合型颈椎病。

诊断：颈椎病（混合型）。

治疗：针刀闭合术。

（1）定点

①环枕5点：枕外隆凸下缘1点；上项线上距枕外隆凸两侧旁开25mm及50mm各1点。②C4、C5、C6棘突点。③C4、C5、C6关节突关节点。

（2）消毒麻醉

碘伏消毒2次，铺无菌洞巾，每点注射含1%利多卡因＋地塞米松5mg的混合液1mL局部麻醉。

（3）操作

①环枕5点：术者左手拇指尖端按在进针点处，右手持1型4号针刀，刀口线与矢状面平行，沿枕外隆凸下缘将针刀刺入皮肤，穿过浅筋膜、项韧带至颅骨骨面，调转刀口线方向90°，使之与矢状面垂直，将针刀稍提起再切割至骨面2～3刀，松解颅底诸肌。②棘突点：持1型3号针刀，刀口线与矢状面平行，在棘突定点处刺至棘突，然后调转刀口线方向90°使之与水平面平行，将针刀沿棘突上下切割3～4刀，深度约5mm，松解项韧带。③关节突关节点：持1型3号针刀，刀口线与矢状面垂直，在定点处刺入，直达关节突关节骨面，然后将针刀提至肌层，先纵疏横拨，松解项部肌肉，再调转刀口线方向使之与水平面平行，探索寻找关节突关节缝隙，觉刀下有松软感即为关节囊，切2～3刀进行松解。操作完毕后出针，压迫止血，创可贴覆盖针眼。

针刀术后眩晕、胸闷、麻木症状悉除。

按：颈椎是连接头颅与躯干的骨性组织，颈椎的稳定与运动依赖其周围的软组织。根据动态平衡理论，颈椎周围软组织的急慢性损伤可造成本身及邻近组织广泛的粘连、瘢痕、挛缩，引起颈椎骨关节应力失衡和应力集中，在应力点集中的部位如钩椎关节与椎体前后缘产生骨质增生，同时引起颈椎在水平面、矢状面、冠状面发生单一或复合移位，当骨质增生或颈椎移位刺激压迫颈部神经、血管、脊髓时，就会引发神经、血管和脊髓受压的临床表现，出现相应的症状。针刀治疗此类疾病的机理是通过松解颈椎周围的软组织，解除造成以上不平衡的原因，恢复神经、血管、脊髓的正常状态。

环枕5点是项韧带止点、头半棘肌、头后大直肌、头上斜肌、斜方肌与颅骨的附着处；C4、C5、C6棘突点是项韧带、头夹肌、斜方肌、颈夹肌的起点；C4、C5、C6关节突关节点是关节囊。在以上各点行针刀术可以迅速消除神经血管的卡压状态，临床症状得以缓解。

颈椎椎管狭窄

王某，女，45岁。2018年12月5日初诊。

颈项不舒，双下肢乏力半个月。半个月前出现颈项拘急不舒，双下肢乏力，走路有踩棉花感，有时行走偏歪。遂住院诊断治疗，颈椎MRI示：颈椎退行性变，C3/4、C4/5、C5/6、C6/7椎间盘突出，C6/7水平脊髓受压，椎管狭窄。所住医院拟行手术治疗，患者因惧怕手术改求中医治疗。

查体：患者项肌稍硬、轻压痛；双上肢肌力正常，肌张力正常，腱反射无亢进，病理征（－）；双下肢肌力5⁻级，肌张力略高，腱反射略亢进；余病理征（－）。

诊断思路：颈椎MRI显示为椎管狭窄，但这只是提示颈椎管的形态学改变，只是形态学改变而无临床症状还不能诊断为颈椎椎管狭窄症，只有出现了相关的临床症状才能做出诊断。此患者出现了走路时偏歪，有踩棉花感，这些都是颈椎椎管狭窄症的典型表现，可据此做出诊断。

诊断：颈椎病，颈椎椎管狭窄症。

治疗：针刀治疗。

（1）定点

患者俯卧于治疗床，头探出床外，颈下垫薄枕，充分暴露项部，在C5、C6、C7棘突及两侧旁开2.5cm处分别以标记笔定点。

（2）消毒麻醉

碘伏消毒2遍。每点注射含1%利多卡因＋地塞米松5mg的混合液1mL。

（3）操作

选1mm×75mm针刀在以上各点操作。①松解项韧带：针刀刀口线与身体纵轴平行，到达各棘突后在其上缘进行剥离，然后横行切割项韧带两刀，深度5mm。②松解项肌：针刀到达两侧关节突位置后向外沿椎板外缘切割松解两侧肌肉。③松解关节囊：将刀收回到关节突关节处，调转刀口线与身体纵轴成90°角，找到关节囊后切2～3刀，刀下觉松动感后出刀。

（4）善后

压迫止血并用创可贴贴于针眼，嘱48小时避水。1周后复查。此期间嘱患者在家每日做颈椎牵引。

2018年12月12日二诊：颈项不舒消失，双下肢乏力减轻，无踩棉花感。继续针刀治疗如前，嘱其继续每日牵引。

2018年12月19日三诊：双下肢乏力感消失，行走如常。改为针刺治疗，嘱其继续牵引。

2个月后患者正常上班。嘱其每日小量牵引，效果良好。

按：颈椎椎管狭窄症是临床比较难治的一种疾病，因为椎管的横截面积减少，相应节段的脊髓受到压迫而产生临床症状，唯有解除压迫才能缓解病情。西医的方法是采用手术的办法将压迫脊髓的椎间盘去除，这样虽然可以很快解除脊髓压迫症状，但其对病变周围的组织破坏较大，会产生手术后遗症。针刀的治疗理念与西医手术不一样，针刀的治病理念是"和为贵"，针刀不是要去除突出的椎间盘，而是通过松解病变周围的软组织来间接解除椎间盘对脊髓的压迫，使突出的椎间盘与脊髓"和平相处"。这种理念是中国哲学思想在疾病治疗中的体现。在这一理念指导下的治疗避免了杀敌一千自损八百的情况，有效地保护了颈椎以及周围的软组织。在该病的治疗中，颈椎牵引是十分重要的一环，针刀治疗后一定要配合颈椎的牵引，这样才能有效减轻椎间盘的压力，使之不再压迫脊髓。

上交叉综合征

薛某，男，52岁。2016年8月16日初诊。

颈部僵硬不适3年余。3年前无明显诱因出现颈部僵硬不适，牵及项背肩胛，右手偶有麻木。伴注意力不能集中，眠差，急躁易怒，舌暗，苔薄，二便可。

查体：血压140/85mmHg，头前倾，背靠墙直立头不能触及墙壁。颈椎前凸增加，大椎穴处软组织隆起。触诊颈肩部肌肉紧张僵硬，C4～C7棘突压痛。旋颈试验（－），右侧臂丛神经牵拉试验（＋）。

MRI：颈椎生理曲度消失且略反弓，C3/4、C4/5、C5/6椎间盘突出，项韧带钙化。

诊断思路：此患有一个十分典型的体征——头向前倾，驼背，这个体征的出现与颈椎的病理变化有关。正常的颈椎有一个向前凸的生理弯曲，这个生理弯曲使头颅处于整个脊柱矢状面的中轴线上，如果这个生理弯曲消失变直甚至反弓，则头颅便向前探出于脊柱矢状面中轴线，这种情况为上交叉综合征。

诊断：上交叉综合征。

治疗：针刀治疗。

（1）定点

①环枕5点：枕外隆凸下缘1点；上项线上距枕外隆凸两侧旁开25mm及50mm各1点。②C2、C3棘突各定1点。③C2、C3两侧关节突关节分别定点。

（2）消毒麻醉

碘伏消毒2次，铺无菌洞巾，每点注射含1%利多卡因＋地塞米松5mg的混合液1mL局部麻醉。

（3）操作

①环枕5点：术者左手拇指尖端按在进针点处，右手持1型4号针刀，刀口线与矢状面平行，沿枕外隆凸下缘将针刀刺入皮肤，穿过浅筋膜、项韧带至颅骨骨面，调转刀口线方向90°，使之与矢状面垂直，将针刀稍提起再切割至骨面2～3刀，松解项韧带张力。②棘突点：持1型3号针刀，刀口线与矢状面平行，在棘突定点处刺至棘突，然后，调转刀口线方向90°使之与水平面平行，将针刀沿棘突上下切割3～4刀，深度约5mm，松解项韧带。③关节突关节点：持1型3号针刀，刀口线与矢状面垂直，在定点处刺入，直达关节突关节骨面，然后将针刀提至肌层，先纵疏横拨，松解项部肌肉，再调转刀口线方向使之与水平面平行，探索寻找关节突关节缝隙，觉刀下有松软感即为关节囊，切2～3刀进行松解。操作完毕后出针，压迫止血，创可贴覆盖针眼。

（4）牵引

助手双手扒住患者双肩固定，术者一手托住患者卜颌，另一手臂卡住患者枕部，用力向下牵引颈部3～4下。

2016年8月30日二诊：颈部僵硬明显减轻，肩背仍有牵引疼痛。

查体：血压 130/80mmHg，头稍前移，颈椎前凸，姿势调整后前凸可改善。大椎穴处软组织隆起减小。触诊颈肩部肌肉紧张僵硬程度减轻，C4～C7 棘突压痛（−）。旋颈试验（−），右侧臂丛神经牵拉试验（−）。胸锁乳突肌起止点压痛（＋），前、中斜角肌压痛（＋）。

继续针刀治疗。

（1）定点

① C4、C5、C6、C7 棘突点。② C4、C5、C6 关节突关节点。

（2）操作

同前②、③。

2016 年 9 月 20 日三诊：患者颈部僵硬明显减轻，右手麻痹感消失，肩背部轻松，大椎处肌肉隆起缩小。但颈前部仍有牵引紧张感。

查体：血压 130/80mmHg，头稍前移，颈椎略前凸，大椎穴处软组织隆起减小。触诊颈肩部肌肉紧张僵硬程度减轻，C4～C7 棘突压痛（−）。旋颈试验（−），右侧臂丛神经牵拉试验（−）。胸锁乳突肌起止点压痛（＋），前、中斜角肌压痛（＋）。

针刀松解胸锁乳突肌、头夹肌。

（1）定点

①双侧乳突各定 1 点。②双侧胸锁乳突肌的胸骨头和锁骨头各定 1 点。③双侧胸锁乳突肌的中点各定 1 点。

（2）消毒麻醉

用碘伏在双侧胸锁乳突肌及周围行外科手术消毒 2 次；每点注射含 1%利多卡因 + 地塞米松 5mg 的混合液 1mL 局部麻醉。

（3）操作

患者项下垫枕头侧仰，使一侧胸锁乳突肌绷紧。①乳突点：用 1 型 4 号针刀，刀口线与人体矢状面平行，将针刀快速刺入乳突骨面，调转刀口线方向 90°使之与胸锁乳突肌走行方向垂直，沿乳突下方切割胸锁乳突肌的乳突附着点 2 刀。②胸锁乳突肌的胸骨头和锁骨头点：分别进针刀到胸骨头和锁骨头，沿骨面切割胸骨头和锁骨头 3 刀。③胸锁乳突肌的中点：刀口线与胸锁乳突肌纵轴平行，将针刀刺入 4～5mm，纵疏横拨，然后调转刀口 90°，与胸锁乳突肌纵轴垂直，切割 2 刀。操作完毕后出针，压迫止血，创可贴覆盖针眼。另一侧同法施术。

2016年9月27日四诊：患者诉颈部轻松，头前倾明显减轻，颈项可以伸直。颈椎生理曲度基本正常，大椎穴处软组织隆起减小。触诊颈肩部肌肉紧张僵硬程度减轻，C4～C7棘突压痛（－）。旋颈试验（－），右侧臂丛神经牵拉试验（－）。

予针刺治疗，选穴：百会、大椎，双侧风池、颈百劳、肩井、肩中俞、膏肓、悬钟、昆仑。

又经2次针刀治疗，颈项前倾基本消失，靠墙直立头可触及墙壁。头晕、臂麻未再发生。

按：上交叉综合征形成的原因主要与长期的姿势不良有关，由于手机、计算机等现代电子产品的普及，许多人的颈椎因低头操作长时间处于前倾的状态，久而久之其后方的项背部肌肉被拉长，而前面的肌肉挛缩紧张，这样就造成了颈椎生理前凸消失甚至转为反弓、背隆起的病理姿态。要想改变这种姿态，就需采用松解的方法，通过松解紧张的受累肌群，恢复颈椎的生理曲度，治疗思路为抑强扶弱，松筋正骨，姿势矫正，恢复平衡。利用针刀的切割松解作用，在颈椎的后方松解项背部的肌群，在颈椎的前方松解胸锁乳突肌、斜角肌群，然后辅以贴墙站立，扩胸仰头的锻炼方法，逐渐纠正前倾的颈椎。

肩周炎

苏某，女，67岁。2016年12月27日初诊。

左肩疼痛半年。半年前左肩疼痛，经中药热敷、按摩、功能锻炼等方法，疼痛有所缓解，但仍夜间疼痛明显，肩关节活动受限，左臂上举、外展、后伸、后旋均困难，严重影响穿衣、梳头、洗漱等日常生活。

查体：左侧喙突、肱骨结节间沟、冈上肌、冈下肌、小圆肌均有压痛，左上臂上举120°，外展60°，后伸45°，左手后背不能触及L5，舌淡苔白，脉弦。

诊断思路：造成肩痛的原因很多，较常见的有肱二头肌长、短头肌腱炎，肩峰下滑囊炎，肩袖综合征以及颈型肩痛症等，这些疼痛大都为某一个或几个组织受损，临床表现比较局限，肩功能活动受限不广泛。如果肩功能活动广泛受限，则应考虑为肩关节周围炎的冻结肩形成，因为只有肩关节囊广泛的粘连才能导致大范围的功能活动丧失。

诊断：肩关节周围炎（冻结肩）。

治疗：针刀闭合术。

（1）定点

左侧喙突、结节间沟、肩峰下、冈下窝压痛处。

（2）消毒麻醉

患者侧卧，碘伏消毒，1% 利多卡因局部麻醉，每点注射 1 ～ 2mL。

（3）操作

选用 4 号针刀，①喙突部：以左手抵按住喙突尖部，针刀刀刃与身体纵轴平行刺入达喙突骨面，然后将针刀稍提起，刀刃向外下方切割肱二头肌肌腱短头和喙肱肌附着点 2 ～ 3 刀，再将针刀稍提起，刀刃向外切割喙肱韧带 2 ～ 3 刀，再将针刀稍提起，刀刃向外上切割喙肩韧带 2 ～ 3 刀，松解喙肱韧带和喙肩韧带，然后出刀，压迫止血，创可贴外敷针眼。②结节间沟：刀口线方向与上肢纵轴平行，缓慢进针，刀刃达肌腱层时，术者手下可有碰触韧性结构的感觉，然后轻提针刀至肱骨大结节嵴，将针刀柄向头侧倾斜 45°，向下重新刺至肌腱层，切割 3 ～ 5 下，以充分切开胸大肌附着处；然后将针刀提至结节间沟，切割 3 ～ 5 下，纵疏横剥 2 ～ 3 下，以松解肱横韧带及背阔肌附着点，然后出针，行压迫止血，创可贴外敷针眼。③肩峰下：术者以左手固定在肩峰下缘，刀口线方向与上肢纵轴平行，将针刀刺入皮肤，缓慢进针至肩峰外侧端骨面，然后稍向下移动刀锋至肩峰下缘，调转刀口线 90°，与肩峰下缘平行，沿肩峰下缘刺入肩峰下滑囊，切割囊壁 4 ～ 5 刀，操作完成后出针，压迫止血，创可贴外敷针眼。④胛骨冈下窝：针体与冈下肌走行方向平行，垂直刺入，缓慢探索进针直至骨面，保持针刀深度不变，将针柄向脊柱侧倾斜，沿冈下窝骨面向外侧方向铲切 2 ～ 3 下，以切断少量冈下肌起点肌纤维。操作完毕后出针，按压出血，创可贴外敷针眼。

术后左臂上举达 150°，左手可触及 L2。

嘱患者回家自行锻炼。

按：肩关节炎形成冻结肩的病理过程分为急性期、冻结期和缓解期，虽然本病多呈自限性，经过一段时间可不治自愈，但因冻结期间肩关节功能受限严重，给患者的工作生活带来极大不便，所以改善功能活动是患者的最大需求。虽然针刀有松解变性、粘连、挛缩的软组织的功能，但因肩关节囊粘连十分广泛，故治疗比较棘手。针刀不可能将所有的粘连全部松解，只能优先解决最影响患者工作和生活的那部分软组织。一般来说，患者最需要解决的是正常如厕的问题，一是解裤带，二是用手纸，再就是洗脸洗头问题。这就牵涉到肩肱关节的外展、后伸、前屈和内旋运动，控制外展运动的肌肉主要有三角肌中分和冈上肌；控制后伸运动的肌肉有三角肌后分和背阔肌；控制前屈运动的肌肉主要有三角肌前分、胸大肌、喙肱肌及肱二头肌；控制内旋运动的肌肉主要有肩胛下肌、大圆肌、三角肌前分、胸大肌和背阔肌。所以针刀治疗主要是松解这些组织以及肩峰下关节囊及周围韧带。一般松解后会产生立竿见影的效果，但不会完全治愈，原因如前所述。针刀配合自主功能锻炼可以大大缩短病程，使患者尽快恢复工作和生活能力。

腱鞘炎

向某，女，46 岁。2018 年 11 月 13 日初诊。

右拇指根部疼痛伴屈伸不利 1 个月。患者 1 个月前干活后出现拇指疼痛，休息后略缓解，着凉水疼痛加重，较重时疼痛向腕部放射并伴随拇指屈伸时有阻碍、弹响。晨起自觉拇指关节肿胀疼痛较重。

查体：拇指指根部掌指横纹处可扪及结节样物，伴敏锐、局限性压痛。手指主动、被动屈伸均有弹响，呈扳机指状态。

诊断：拇长屈肌腱狭窄性腱鞘炎。

治疗：针刀闭合术。

（1）定点

拇指掌指关节横纹附近的韧性结节点。

（2）消毒麻醉

以碘伏局部消毒两遍。注射 0.5% 利多卡因 + 腺苷钴胺的混合液 1mL。

（3）操作

用 1.0mm×50mm 的 V 形针刀，刀口线与拇长屈肌腱走行方向平行垂直刺入韧性结节，然后将刀柄向拇长屈肌腱近心端下压与皮肤成 0°～ 5°角，缓慢向远心端推进，当刀下有坚韧感时，即是针刀切割的目标——腱鞘滑车（指鞘韧带），然后将针刀向远心端推进切割，至针刀下有落空感。然后将针刀抽回至皮下，让患者伸屈患指，当伸屈无碍没有弹响时将针刀拔出。按压针孔至不出血，创可贴覆盖针眼。

术后让患者拇指关节屈曲到最大限度，然后医生可辅助患者被动过屈过伸1～2次。嘱其回家自行锻炼。

按：在针刀没有问世之前，严重的腱鞘炎需外科手术切开狭窄的腱鞘，不仅需要切开皮肤及肌肉组织，且有时有术后粘连的后遗症。针刀疗法则可以避免上述情况的发生，因此为该病的最佳治疗方法。早期的针刀治疗为垂直进针刀，刀锋到达掌骨骨面后做切开剥离，再做纵行或横行剥离，硬结切开剥离。我初学针刀也是用这种方法，但效果并不好。因为第一，肌腱的腱钮在骨面，针刀骨面上切割容易损伤腱钮，影响肌腱的血液供应。第二，造成该病的原因是环状纤维韧带的炎症、增厚，而指鞘韧带附着于两侧籽骨，位置较浅，因此没必要进到骨面。第三，由于指鞘韧带宽度约4mm，而每次的垂直切割很难保证连续在一条线上，因此不易将其彻底松解。而纵行切割则很容易将其完全松解。需要注意的是一定要使V形针刀的刀口卡住指鞘韧带再进行切割，否则会伤及无辜。

菱形肌损伤

陈某，男，59岁。2018年11月20日初诊。

颈项不适伴右肩胛骨内侧疼痛3个多月。3个月前患者劳累后又着凉，出现颈项僵硬，肩背沉重，肩胛骨内侧缘疼痛为著，夜间疼痛明显。舌淡，苔白，脉滑。

查体：颈部肌肉僵硬，压痛（＋），臂丛神经牵拉试验双侧（－）。T1～T5脊柱右侧缘与右肩胛脊柱侧缘之间有结节条索状物，压痛明显。

诊断思路：肩胛骨内侧疼痛应考虑的疾病有菱形肌损伤、肩胛背神经卡压、上后锯肌损伤等，肩胛背神经源自C5脊神经，肩胛背神经卡压有可能是C5神经根受压，或见于胸廓出口综合征；上后锯肌损伤则在1～5肋之间有固定压痛点。以上症状均未出现，故可排除两者。

诊断：菱形肌损伤。

治疗：针刀闭合术。

（1）定点

患者俯卧，①脊柱点：在 C6、C7、T1～T4 棘突右侧分别定点。②肩胛骨点：让患者后背右手至 T12 附近，下压肘部，使肩胛骨从胸廓抬起，在肩胛骨内侧缘小菱形肌止点定 1 点，大菱形肌从上到下定 3 点，每点相隔约3cm。

（2）消毒麻醉

碘伏消毒，1% 利多卡因局部麻醉，每点注射 1～2mL。

（3）操作

①脊柱点：选用 1 型 4 号针刀，刀刃与身体纵轴平行，四步进针法刺入皮下，贴着棘突侧面进针约 2cm，切割 2～3 刀后出针。②肩胛骨点：在定位姿势下，用 1 型 4 号针刀，刀刃与身体纵轴平行，分别刺入各点，刀刃到达肩胛骨内侧缘骨面，沿骨面切割 3～4 刀以松解紧张的菱形肌。操作完成后用创可贴覆盖针眼。嘱 48 小时避水。

按：菱形肌受 C4～C5 神经支配，因此许多有菱形肌症状的患者要考虑是否与颈椎病有关，如果有，则应先松解相关颈椎，从源头消除病因。另外菱形肌损伤有时可与上后锯肌损伤同时出现，此时则应两者同治。此处麻醉和操作应慎重，操作一定要在肩胛骨边缘，针刀要贴着肩胛骨内缘做铲切。如果同时有上后锯肌损伤，则定点应在相应肋骨面上，而不能深入肋间，更不能进入胸膜腔。

髋关节滑膜炎

常某，男，53 岁。2015 年 4 月 13 日初诊。

双髋疼痛 2 周。2 周前无明显原因出现双髋疼痛，虽不影响行走，但下蹲时疼痛加重，休息后可缓解。MRI 检查：双侧髋关节对位良好，双侧股骨头表面光滑，关节软骨完整，关节间隙无狭窄，关节腔内可见少许线样长 T1 长 T2 液性信号影。印象：双髋关节少许积液。

查体：体胖，下蹲时表情痛苦，但尚可蹲下，双侧髋关节轻压痛，股骨大转子尖压痛。双侧股内收肌群紧张，4 字试验双（＋）。

诊断思路：此患无饮酒嗜好，也未曾使用过激素，因此不考虑股骨头坏死，从临床症状和影像学表现看应为髋关节滑膜炎。

诊断：髋关节滑膜炎。

治疗：针刀治疗。

（1）定点

患者仰卧位，暴露右下肢，置右下肢于屈髋屈膝外展位，于右侧股骨大转子、股骨小转子、髂前上棘、髂前下棘、耻骨下支、耻骨上支定点。

（2）消毒麻醉

以碘伏局部消毒两遍。每点注射 1% 利多卡因＋地塞米松＋腺苷钴胺的混合液 2mL。

（3）操作

选用 1.0mm×75mm 针刀，①松解臀中肌、臀小肌、梨状肌：针刀刀口线与身体纵轴平行，将针刀刺入体内，刀刃抵于股骨大转子，切割松解以上肌肉的止点。②松解股直肌、缝匠肌：将针刀分别刺入至髂前上棘和髂前下棘，松解缝匠肌和股直肌起点。③松解长收肌、短收肌和大收肌：分别将针刀抵至耻骨上支和耻骨下支，松解以上肌肉起点。④松解髂腰肌：将针刀抵于股骨小转子上松解髂腰肌止点。

（4）善后

压迫止血，创可贴贴敷针眼。嘱 48 小时内避水。

2015 年 4 月 16 日二诊：如上法松解左侧下肢相关部位。

治疗后患者疼痛消失，下蹲自如。

按：整体观念是中医理论的一大特色，中医学认为，大至人与自然，小至脏腑器官，都存在相互依赖、相互影响的关系。每一组织器官的病变都有可能是周围或其他组织病变影响的结果。因此，诊断时不能仅着眼于局部的病变，要将局部的病变与周围甚至全身的影响联系起来，这才是治病求本的体现。以髋关节来说，髋关节之所以能承载躯干的压力而不发生病变，是因为髋关节本身的压应力能够很好地对抗外界的压力，外界的压力和髋关节本身的压应力维持在一个平衡的状态。而一旦压力大于压应力，髋关节的血液循环就会受到影响而出现炎性渗出物。

此患者的髋关节滑膜炎是什么原因引起的呢？询问患者，3 年前因冠状动脉供血不足放置支架一枚，此后开始走路锻炼，每天行走至少 5km。是否为过劳所致？2015 年 3 月 28 日 X 射线检查示：右侧股骨大转子、耻骨下支、股骨头小转子、髂前上棘均有程度较重的骨质增生。双侧髋臼外上部骨赘形成。根据患者症状体征及影像所见，考虑为髋关节周围软组织紧张，导致血液循环不畅，进而产生炎症。

复习髋关节的局部解剖可以发现，髋关节受以下两方面力的控制：①向上的力：主要产生于髂腰肌、缝匠肌、股直肌、臀大肌、臀中肌、臀小肌以及阔筋膜张肌。②向内的力：主要产生于耻骨肌、长收肌、短收肌、大收肌和梨状肌。由于长时间反复行走，造成以上肌肉的紧张度增强，髋关节受到挤压，内外力平衡失调，髋关节内压力升高，局部血液循环障碍，炎症由此产生。从 X 射线检查可知，髂腰肌、缝匠肌、股直肌、耻骨肌、长收肌、短收肌、大收肌均有密切关系，而几个重要的部位股骨大转子、股骨小转子、耻骨上支、耻骨下支、髂前下棘、腰椎横突等为以上肌肉的附着点。

根据中医"治病必求其本"的原则，不必直接消除髋关节的炎症，而是解除造成髋关节内压力升高的原因，通过松解周围的肌肉来达到减压的目的，故这些部位是要松解的关键点。通过松解以上部位，及时有效地调整外部压力，恢复力的平衡，症状就随之而解。本病例采取松解周围肌肉韧带的方法，为髋关节减压，虽未直接治疗髋关节，但症状已经解除。

腰椎间盘突出症

佟某，男，66 岁。2016 年 9 月 13 日初诊。

左小腿外侧反复疼痛 4 年余，加重伴肿胀 3 个多月。4 年前患腰椎间盘突出症，经治疗左下肢痛止，3 个月前疼痛又作，时轻时重，无间歇性跛行。眠差，舌暗，苔薄，二便可。

查体：血压 140/80mmHg，腰椎两侧无压痛，左髂胫束及小腿外侧压痛（＋），并见肿胀。直腿抬高试验（－），4 字试验（－）。

辅助检查：MRI 显示腰椎退变；L3/4 间盘膨出，L4/5 膨出并向后突出。双侧隐窝变窄。

诊断思路：小腿外侧疼痛多由腓总神经损伤引起，其中腰椎间盘突出卡压坐骨神经为常见病机，本患有腰椎间盘突出症病史，且有影像学支持，虽无坐骨神经根性卡压的典型症状及体征，但从病源考虑应为腰椎间盘突出症，为坐骨神经卡压，腓总神经受累。

诊断：腰椎间盘突出症。

治疗：针刀闭合术。

（1）定点

患者俯卧位，①横突点：L2/3、L3/4、L4/5 棘突间向两侧旁开 3cm，正当 L3、L4、L5 横突中点。②关节突关节点：L3、L4 棘突下段两侧旁开 1.5cm，正当 L3/4、L4/5 关节突关节处。

（2）消毒麻醉

以碘伏局部消毒两遍。每点注射 1% 利多卡因＋地塞米松＋腺苷钴胺的混合液 2mL。

（3）操作

①横突：用 1.0mm 的 3 号针刀，刀口线与脊柱纵轴平行，针刀体与腰部皮面垂直快速刺入皮肤，当刀口达横突骨平面后，将刀口调转 90°，使之与横突平行，先将刀口移行到横突末端，切开 2 刀，然后沿横突的上下缘由外向内连续切割，深度以横突厚度为准。当到达椎间管外口时，刀口在横突的上（下）缘顺着椎间管外口的弧度分别向上（下）切割至椎间管外口的中点。②关节突关节点：刀口线与脊柱纵轴平行，针刀体与皮面垂直快速刺入皮肤，匀速推进针刀，达关节突骨面。调转刀口线 15°～ 30°，使刀口线与关节突关节面平行，切开关节囊 2 ～ 4 刀，纵疏横拨，刀下有松动感后出针刀。操作完毕后出针，压迫止血，创可贴覆盖针眼，嘱 48 小时避水。

（4）牵引

嘱患者自行牵引。

2016 年 9 月 27 日二诊：患者左小腿外侧疼痛及肿胀明显减轻，行走超过半小时下肢略肿胀。

诊断同前。松解上述左侧治疗点后症状消失。

按：腰椎间盘突出症的典型临床表现为腰痛伴一侧下肢疼痛或麻窜感。但也有许多患者并无腰痛而只有下肢特别是小腿外侧的痛麻感，这是因为坐骨神经卡压不重，仅涉及腓总神经。此时病位在小腿外侧，病源则在腰部 L4/5 椎间盘突出（压迫 L5 神经根），所以不能只做局部治疗。局部治疗可能会缓解一时，却容易反复发作，应当从源头治疗，所谓治病必求其本是也。为何一节椎间盘有病要同时松解相邻的椎体，一侧疼痛要同时松解两侧？这是在中医整体观念指导下采取的治疗方法。中医学认为，人体是一个有机整体，不能孤立地看待某一局部的病变，某一局部的病变可能是周围病变的集中反应。腰椎间盘病变也是如此，某一椎间盘的突出不只是其上下椎体间压力加大的结果，更多的是腰椎整体压力加大的结果，突出的椎间盘只是整体腰椎压力的应力点。同理，突出的一侧也是对侧压力施加的结果。所以治疗时不应只是松解直接导致突出的椎体，也应同时松解相邻的椎体，不应只是松解突出的一侧，也应同时松解对侧。只有这样才能将局部的应力彻底释放，不仅近期疗效显著，远期疗效也较好。上下两侧同时松解的另一个好处是，在做腰椎牵引时受累的椎间隙更容易松弛。

臀中肌损伤

孙某，男，36 岁。2020 年 5 月 29 日初诊。

右臀疼痛 10 天。10 天前搬提重物后出现右臀部酸重疼痛，呈渐进性加重，站立卧位疼痛尚不明显，坐位则疼痛较重，并牵引至右大腿外上方疼痛，以致不敢坐下。MRI：腰椎退行性病变，L3/4、L4/5、L5/S1 椎间盘突出。查：腰椎两侧压痛（－），无放射感，直腿抬高试验（－），坐骨结节压痛（－），梨状肌压痛（－），梨状肌紧张试验（－），臀中肌压痛（＋＋），股骨大转子压痛（＋），膝下蹲时臀肌疼痛明显。

10 年前曾患腰椎间盘突出症。

诊断思路：患者臀部疼痛，有可能是臀上皮神经卡压、臀大肌损伤、臀中肌损伤、梨状肌损伤、腘绳肌损伤，也有可能是腰椎间盘突出压迫坐骨神经引起，需要一一排查。虽 MRI 提示腰椎间盘突出，但腰椎两侧压痛（－）且无放射痛，直腿抬高试验（－），考虑不是坐骨神经卡压引起，可以排除腰椎间盘突出症；坐骨结节、腘绳肌无压痛，可以排除腘绳肌损伤；疼痛非持续性且有明显的体位因素，局部痛明显而非模糊不清，腰椎两侧、髂嵴无压痛，可排除臀上皮神经损伤；梨状肌无压痛及放射痛，梨状肌紧张试验（－），可排除梨状肌损伤；臀大肌无压痛，可排除臀大肌损伤。

诊断：臀中肌损伤。

治疗：针刀闭合术。

（1）定点

患者俯卧位，分别在髂前上棘后缘（臀中肌前部起点）、髂嵴中后 1/3 交界处（臀中肌后部起点）和股骨大转子尖（臀中肌止点）定点。

（2）消毒麻醉

以碘伏局部消毒两遍。每点注射 1% 利多卡因＋地塞米松混合液 1mL。

（3）操作

①臀中肌前部起点和后部起点：用 1.0mm 的 4 号针刀，刀口线与臀中肌走行方向一致，针刀体与臀部皮面垂直快速刺入皮肤，当刀口达髂嵴骨面后，将刀口调转 90°，在髂骨外板的骨面上向外下铲切 3 刀。②股骨大转子尖点：刀口线与髂胫束走行方向一致，针刀体与皮面垂直快速刺入皮肤，到达大转子尖骨面。调转刀口线 90°在骨面上铲切 3 刀，刀下有松动感后出针刀。操作完毕后出针，压迫止血，创可贴覆盖针眼，嘱 48 小时避水。

1 周后复诊，症状消失。

按：臀中肌损伤临床亦不少见，因其与梨状肌相邻，且有部分重叠，故两者常同时受累。又因其受臀上皮神经支配，也易与臀上皮神经卡压相混淆，因此鉴别诊断很重要。

不安腿综合征

祝某，男，57 岁。2016 年 3 月 13 日初诊。

双小腿不适感 3 年，加重 1 年。3 年前渐出现双小腿不适感，活动时正常，卧床休息时出现不舒感，但尚不影响睡眠。近 1 年来症状逐渐加重。现每于晚间上床休息时小腿即出现酸麻凉胀感，影响睡眠。

查体：双小腿外观无异常，深浅感觉正常，皮温正常。压之有酸胀感，内侧为甚。

诊断：不安腿综合征。

治疗：针刀治疗。

（1）定点

患者俯卧位，暴露双小腿，在每个小腿腘窝正中至足跟骨跟腱附着点的连线上均匀定 5 个点，在此连线内侧旁开约 3cm 处再各定 2 点。

（2）消毒麻醉

以碘伏局部消毒两遍。每点注射 0.5% 利多卡因 + 腺苷钴胺的混合液 1mL。

（3）操作

取 1.0mm×50mm 针刀，刀口线与下肢纵轴平行，刀体与皮肤表面垂直，快速刺入皮肤，进入皮下组织 30 ～ 40mm，向上、下、左、右分别行纵行切割及疏通剥离 3 ～ 5 下。各点均采用此方法，出针刀后用创可贴覆盖针眼，嘱患者两天勿着水。

治疗一次症状消失。

按：不安腿综合征是造成失眠的两大疾病之一（另一个是呼吸睡眠暂停综合征），许多人受此困扰而不明原因，长期失眠痛苦万分。虽有药物、针灸、推拿按摩等方法却疗效不佳。自从针刀疗法问世后，此难题迎刃而解。一般诊断明确，一次治疗即可收功。

踇外翻（踇囊炎）

案 1

李某，女，72 岁。2018 年 10 月 23 日初诊。

右足踇趾外侧疼痛 1 个多月。患者 1 个月前无明显诱因出现右侧踇趾下地走路疼痛，不能远行。查体：略跛行，右足踇趾跖趾关节外翻畸形，压痛（+），挤压第 2 趾，足底皮肤有胼胝。局部轻度红肿，无发热，第一跖趾关节活动受限。

诊断思路：患者症状典型，右足踇趾外翻，局部红肿，压痛（+）。

诊断：①踇外翻；②踇囊炎。

治疗：针刀闭合术。

（1）定点

①踇收肌：踇趾近节趾骨底踇收肌横头与斜头的止点；第二趾近节趾骨底踇收肌横头肌腹。②踇跖趾关节：踇跖趾关节胫侧。③踇长伸肌腱止点：在踇趾背面远节趾骨底。

（2）消毒麻醉

以碘伏局部消毒两遍。注射 0.5% 利多卡因 + 腺苷钴胺的混合液 1mL。

（3）操作

用 1.0mm×50mm 针刀，①蹬收肌：刀口线与足纵轴平行，针刀刺入抵达蹬趾近节趾骨底，沿趾骨底外侧缘切割蹬收肌横头和斜头各 3 刀。刀口线与足纵轴平行，将针刀刺入第二趾近节趾骨底，切割蹬收肌横头肌腹 3 刀，进一步松解蹬收肌。②蹬趾跖趾关节：刀口线与足纵轴平行，在关节胫侧面将针刀刺入到达骨面后，提针刀到皮下向下切割关节囊 3 刀，然后调转刀口90°，进入关节间隙切割 2 刀后出针。③蹬长伸肌腱止点：刀口线与足纵轴平行，垂直刺入蹬长伸肌腱腓侧缘，沿边缘切割两刀后出刀。压迫止血，用创可贴覆盖针眼。

按：患者长期有蹬外翻，但之前不发生疼痛，故畸形与症状并不对等，本次发病应为受挤压或摩擦造成局部炎症刺激引起疼痛。针刀治疗主要是对与跖趾关节相关的肌肉、肌腱等进行松解，降低其异常张力，治疗后疼痛可有所缓解，但是针刀松解治疗后还需配合必要的术后矫正手法和有效固定措施，才能获得最大限度的矫正效果并提高远期疗效。

案 2

姚某，女，53 岁。2018 年 4 月 2 日初诊。

右足底痛 1 年余。痛在足底前中部，晨起下床时不痛，行走后疼痛，久行痛甚。

查体：足二趾上翘，足二趾跖趾关节足底部可见胼胝体，关节部位及跖腱膜压痛。X 射线检查：足正位片可见蹬外翻，外翻角（HVA）为 26°，侧位片可见足二、三、四、五趾跖趾关节背屈，近中节趾间关节趾屈。

诊断思路：考虑为足蹬趾外翻，向外侧挤压足二趾，导致足二趾上翘，跖趾关节下翻，足底受力点由第一跖骨籽骨转移到第二跖骨头，足底趾长、短屈肌腱，跖腱膜受到牵拉而产生炎症，疼痛由生。

诊断：①蹬外翻；②足二趾长、短屈肌腱损伤。

治疗：针刀闭合术。

（1）定点

①蹬收肌：在蹬趾近节趾骨底。②趾长、短屈肌腱：二趾的近节趾骨。③跖腱膜：第二趾跖骨远端。

（2）消毒麻醉

以碘伏局部消毒两遍。每点注射 0.5% 利多卡因 + 腺苷钴胺的混合液 1mL。

（3）操作

用 1 型 4 号针刀，①蹈收肌：刀口线与足纵轴平行，针刀刺入抵达蹈趾近节趾骨底，沿趾骨底外侧缘切割 3 刀，松解蹈收肌横头和斜头。②趾长、短屈肌腱：刀口线与足纵轴平行，针刀刺入抵达第二趾骨骨面，纵疏横拨 3 下，然后将针刀分别向第二趾骨两侧纵疏横拨 3 下，松解趾短屈肌腱。③跖腱膜：刀口线与足纵轴平行，针刀刺入第二趾跖骨远端，刀锋不到骨面，在跖腱膜层纵疏横拨 3 下，然后调转刀口 90°，与足纵轴垂直，切割 3 刀后出针。创可贴覆盖针眼，嘱 48 小时避水。

针刀治疗一次疼痛消失。

按：本案蹈外翻是疼痛之本，因此治疗时不能只松解趾屈肌腱和跖腱膜，而应采取标本同治之法，在松解蹈收肌调整蹈外翻的同时，松解趾长屈肌腱和跖腱膜。这是临床诊疗思路问题而不是操作技术问题。

四、综合治疗

头身痛

苏某，女，58 岁。2018 年 12 月 30 日初诊。

头痛 50 年，身痛 17 年。幼时（7 岁）即患头痛，每发作时从两眉头至项后疼痛，2～3 年发作一次。40 岁后发作渐频，平均 2～3 个月发作一次。现颈、肩、腰、膝均痛。纳可，口干，便溏。舌尖红，苔薄白，脉弦。精神疾病史 20 余年，一直服用利培酮，现每日 1mg。伴焦虑，抑郁，自责，胆怯，恐与人交流。

诊断思路：患者自幼头痛，且发作时有明显的循足太阳膀胱经及督脉走行的部位，故可视为二经经输不利。身体多处疼痛与单一部位疼痛不一样，后者多为疼痛局部问题，一般局部治疗即可获效，而多部位疼痛不大可能是疼痛部位的问题，往往是全身性疾病的局部表现，例如风湿性疾病，所以应分析造成多部位疼痛的原因。此患者可以排除风湿免疫性疾病，结合其有长期的精神性疾病病史考虑，其多部位疼痛应该是精神性疾病的躯体表现。中医学认为是肝气郁结，气机不畅，经脉痹阻之表现，是抑郁症的躯体症状。

诊断：①头痛（膀胱经、督脉经输不利）；②身痛（经脉痹阻）；③抑郁（肝气郁结）。

治疗：

（1）针刺

调神针法。

（2）拔罐

膀胱经、督脉走罐，疏通二经经气。

（3）中药——柴胡疏肝散加减

处方：

醋柴胡 10g	炒白芍 10g	枳壳 10g	川芎 6g
香附 10g	黄芩 10g	黄连 10g	法半夏 10g
炮姜 6g	郁金 10g	炙甘草 10g	

颗粒剂 7 剂，水冲服，日 1 剂。

方义：柴胡疏肝散是疏肝理气，活血止痛的名方。柴胡功善疏肝解郁，为君药。香附理气疏肝而止痛，川芎活血行气以止痛，二药相合，助柴胡以解肝经之郁滞，并增行气活血止痛之效，共为臣药。芍药、甘草即为《伤寒论》之芍药甘草汤，二药合用酸甘化阴，养血柔肝，缓急止痛；枳壳理气行滞，均为佐药。去陈皮恐其太燥。芩连夏姜为辛开苦降之意，意在调中焦之升降，郁金既能活血止痛，行气解郁，又可清心凉血。诸药相合，共奏疏肝行气、活血止痛之功。

2019 年 1 月 24 日二诊：头身痛均减轻，抑郁焦虑明显改善，喜与人交流，口干减轻，眠好。但仍便溏，日 1～2 行。诉颈项不舒，晨起双臂时麻。查项肌较硬，臂丛神经牵拉试验双（＋），舌淡红，苔薄白，脉弦。诊断如前，加颈椎病（神经根型）。

治疗：

（1）针刺

调神针法。

（2）针刀

松解颈椎下段。

（3）中药

前方加茯苓 15g，炒白术 12g 以健脾利湿固便。颗粒剂 7 剂，水冲服，日 1 剂。

2019 年 1 月 31 日三诊：颈臂不舒减轻，抑郁焦虑消失，便如前。臂丛神经牵拉试验（－）。又诉腰臀部凉感，双大腿内侧乏力。2019 年 1 月 25 日腰椎 MRI：腰椎退变，L1/2、L4/5、L5/S1 椎间盘突出，L5 终板炎。诊断如前，加腰椎间盘突出症。

治疗：

（1）针刺

调神针法加腰阳关、肾俞、命门、大肠俞、委中治疗腰痛。

（2）针刀

松解颈椎上段。

（3）中药

前方去川芎、枳壳，茯苓加至 30g，加炒山药 30g，继续健运中焦。颗粒剂 14 剂，水冲服，日 1 剂。

2019 年 3 月 21 日四诊：告知春节期间外出旅游，前后月余，能坚持下来，为以往之不敢想，心情颇为愉快。继续针刺及中药治疗缓解病情。

按：此患病症并非一种，且病程较长，单一方法不能统治。当辨病辨证辨症相结合，分别采用不同的方法分而治之。针刺、拔罐、针刀疗法对于缓解疼痛，解除神经压迫症状效果明显且快捷，中药则调理脏腑优势明显，综合施用相得益彰。

面痛

张某，男，66 岁。2016 年 9 月 6 日初诊。

间断性面痛 2 年。2 年前生气后出现右侧面痛，疼痛呈针刺样，经针灸后缓解。但以后每遇生气、劳累或天气变化即发作，西医诊断为"三叉神经痛"，服用卡马西平可缓解。眠差，便干，2～3日一行。查：颧骨下扳机点触击痛。舌暗尖红，苔薄，脉弦。

诊断：面痛（瘀阻脉络）。

治法：通络止痛。

治疗：

（1）针刺

百会、印堂，右侧颧髎、下关、四白、曲池、合谷、阳陵泉、厉兑。平补平泻，3次/周。

（2）中药

处方：

红花 5g	当归 10g	制乌药 10g	制没药 20g
瓜蒌 30g	生地黄 15g	山茱萸 10g	知母 15g
黄柏 10g	地龙 10g	全蝎 5g	玄参 10g

7剂，水煎分温服，日1剂。

2016年9月20日二诊：面痛大减。眠差易醒，醒后难以入睡。舌暗红，苔薄黄，脉滑。大便干，2～3日一行，小便可。

诊断、针刺治疗同前。

2016年10月18日三诊：面部疼痛轻微，大部分时间不痛。睡眠有所改善，舌暗红，苔薄黄，脉滑。大便干，2日一行，小便可。

诊断、针刺治疗同前。

中药：活络效灵丹加减。

处方：

丹参 10g	当归 10g	制乳香 10g	制没药 20g
延胡索 10g	赤芍 10g	全蝎 6g	皂角刺 10g
知母 10g	熟地黄 15g	山茱萸 10g	炙甘草 10g

7剂，水煎分温服，日1剂。

方义：活络效灵丹是张锡纯治疗跌打损伤、内外疮疡以及癥瘕积聚的名方，可广泛用于各种瘀血阻滞之痛症。当归、丹参活血化瘀，通络止痛，兼以养血。配乳香、没药增强活血行气之功。三叉神经痛具有瘀血阻滞的证候特点，用之可谓对症。配延胡索、赤芍活血止痛，全蝎搜风解痉。考虑到患者年高，用熟地黄、山茱萸、知母补肾滋阴，扶助正气。

2016年10月25日四诊：面部偶有微刺痛，余症同前。针刺治疗同前。中药前方去延胡索、赤芍、全蝎、皂角刺等活血祛瘀、通络止痛较强之品，加麦冬10g、炒酸枣仁30g以增强滋阴柔肝、养血安神之力。

2016年12月20日五诊：四诊后疼痛已止。近日因家中琐事生气，面颊又痛，以鼻旁为著。右胁下胀痛。纳可，眠浅易醒，二便正常。舌红，苔薄黄，脉弦。

治疗：

（1）针刀

①定点：眶下神经孔（眶下缘中点下方0.8cm处）。②操作：常规消毒，0.5%利多卡因1mL局部麻醉。医者左手拇指固定进针点，右手手持1型4号针刀，刀口线与矢状面平行，将针刀快速刺入皮肤，调转刀口线方向90°使之与矢状面垂直，针尖向上于眶下裂处行局部小范围松解。操作完毕后出针，压迫止血，无菌敷料包扎。

（2）中药

处方：

丹参10g	当归10g	桃仁10g	红花15g
僵蚕10g	皂角刺10g	牛膝10g	白芷10g
山茱萸10g	生地黄15g	全蝎6g	乌梢蛇10g

7剂，水煎分温服，日1剂。

2016年12月27日六诊：面部偶有微痛，眠可，二便正常。舌红，苔薄黄，脉弦。守前方7剂巩固疗效。

按：三叉神经痛，中医称为"面痛""面颊痛""面风痛"，是指三叉神经分布区域内反复发作的阵发性、短暂、剧烈疼痛。疼痛难忍，给患者日常生活及工作带来了诸多不便。三叉神经痛往往难以治愈且容易复发，根据患者的不同证型表现，采取针、药、刀相结合的方法，整体与局部结合治疗，通络与松解酌情选用，有的放矢、精准施术，叮以取得较好疗效。

双颞疼痛并颈椎病

徐某，女，35 岁。2016 年 1 月 24 日初诊。

双颞及太阳穴处疼痛 1 年余。因精神紧张而发病，发作时如无数小针刺激，伴有紧束感，突发突止，无放射痛。平时项背紧张不舒，易急躁，睡眠多梦，二便正常。舌尖红，苔薄黄，脉滑数。

诊断思路：双颞疼痛为头痛之偏者，可见于偏头痛、丛集性头痛、三叉神经痛以及肌紧张性头痛。偏头痛属血管紧张性头痛，发作时呈搏动性跳痛，常伴恶心及呕吐；丛集性头痛属血管性疾病，与下丘脑功能障碍有关，头痛位于单侧颞额的眶部，重者波及整个头部，发作呈密集性，痛势剧烈且无先兆，发作时伴结膜充血、流涕、流泪及多汗。三叉神经痛一般为单侧发病，每次发作呈短暂剧痛，发作数秒，痛如刀割、烧灼或针刺，常因洗脸、刷牙、说话而诱发。本患疼痛与精神紧张有关，且疼痛时有紧束感，平时项背部紧张不舒，故应诊断为肌紧张性头痛。足少阳胆经"起于目锐眦，上抵头角下耳后"，循行于头侧；足太阳膀胱经"从巅至耳上角……别下项"，在颞部交会于足少阳胆经之曲鬓、率谷穴。

诊断：头痛（肌紧张型，足少阳胆经、足太阳膀胱经经输不利）。

治法：通经活络，解肌止痛。

（1）针刺

①取穴：太阳、百会、风池、头维、率谷、太冲。②操作：取 1 寸毫针，太阳穴直刺 0.5 寸，百会、头维、率谷向后平刺 0.8 寸，太冲向上斜刺 0.5 寸。取 1.5 寸毫针，风池向同侧眼眶斜刺 1 寸，行提插手法，使针感向上传导。③方义：太阳、率谷、头维主治偏头痛，风池当枕大神经处，刺之可松解紧张之头肌。太冲为足厥阴肝经之原穴、输穴，针之可疏肝解郁，清泄肝热，为上病下治之法。

（2）中药——桂枝加葛根汤加减

处方：

葛根 15g	桂枝 6g	炒白芍 10g	大枣 5 枚
炙甘草 6g	生姜 5g	黄芩 10g	姜黄 10g

7 剂，水煎服，日 1 剂。

方义：桂枝加葛根汤为《伤寒论》治疗太阳病中风见"项背强几几"的名方，用于足太阳膀胱经经输不利，见项背肌紧张之症正适宜，加黄芩清热，姜黄化瘀止痛。

2016年1月31日二诊：疼痛明显减轻，太阳穴处虽仍有少许刺痛，但与精神紧张无关，不易急躁，做梦明显减少，二便正常。颈项不舒，头左转时项韧带紧张有麻痛感，臂丛神经牵拉试验左（＋）右（－）。考虑为颈椎病，颈型＋神经根型。

治疗：

（1）针刺

如前。

（2）针刀

松解项肌。

①定点：在上项线中点以及向两侧旁开3cm、6cm共定5点，在C2、C3、C4棘突向两侧旁开4cm处共定6点。②操作：局部消毒，局麻，以4号1.0mm针刀进行切割，松解项韧带、斜方肌、头夹肌、颈夹肌、头半棘肌。

（3）中药

前方去大枣、生姜，加白芷10g，赤芍10g，羌活6g。7剂，水煎服，日1剂。

2016年2月21日三诊：头痛未作，颈项不舒明显缓解，头左转时项韧带轻微疼痛，臂丛神经牵拉试验双（－）。继续以前法治疗。前方去赤芍，加川芎10g。7剂，水煎服，日1剂。

2016年3月13日四诊：颈项不舒消失，转头时项韧带不痛，臂丛神经牵拉试验双（－）。头痛未再发作。惟大椎穴处轻度紧张感，针刀松解后消失。

按：肌紧张性头痛又称为肌收缩性头痛，表现为头部的紧束、受压感，好发于头顶、颞、枕、额部，其发作与精神紧张有关，同时可有颈肩部肌肉僵硬感。本患为较典型肌紧张性头痛，且与颈椎病有一定关系，采用针药活血化瘀，通络止痛，使头痛减轻，失眠改善。再加针刀松解项部紧张之肌肉，可有效缓解肌紧张，获良好的远期疗效。

落枕，嘈杂

王某，女，55岁。2019年5月28日初诊。

颈项左侧疼痛1天。晨起即觉颈项不舒，转头不利，自诉受风引起。同时告知胃脘不舒3年，时有烧灼感，似饥非饥，似痛非痛，同时伴腹胀。最近又因减肥服用通便药，大便由原来的2～3日一行变为1日二行，质稀溏。舌红，苔黄厚，脉沉。

查体：项肌左侧压痛，左乳突压痛（＋），向左转头时痛重，不利，不伴肩臂痛。

诊断思路：此患同时有两个病症，一是落枕，从晨起出现症状可知，再从左乳突压痛、向左转头时痛重可知是胸锁乳突肌型（左侧）。二是胃脘各症可归为嘈杂。

诊断：①落枕；②嘈杂。

治疗：疏通经络，调中和胃。

（1）针刺

①取穴：第1组：大椎，左侧风池、翳风、后溪，双侧膈俞、胃俞。第2组：膻中、上脘、中脘，双侧梁门、足三里。②操作：患者俯卧，取1.5寸毫针，大椎、风池直刺1寸。取1寸毫针，翳风直刺0.5寸。留针30分钟出针。然后令患者仰卧，取1.5寸毫针，膻中向下平刺1寸，上脘、中脘、梁门、足三里直刺1寸。待其他穴针毕起针后，患者坐位，后溪直刺进针0.5寸，然后边提插捻转，边令患者活动颈项。

（2）拔罐

在针刺后分别于中脘，双侧梁门、膈俞、胃俞拔罐，留罐15分钟。

（3）中药

处方：

法半夏 10g	黄连 10g	黄芩 10g	炮姜 10g
炒白术 12g	茯苓 30g	海螵蛸 30g	白及 10g

7剂，水煎服，日1剂。

方义：黄连、黄芩、半夏、炮姜为半夏泻心汤之主药，意在以辛开苦降法调中焦之气机；炒白术、茯苓健脾和胃；白及、海螵蛸养胃止酸，保护胃黏膜。嘱患者停服通便药。

2019 年 6 月 5 日二诊：颈项疼痛止，胃脘嘈杂减轻，大便 2 日一行，排出畅。足趾间起水疱，咽痒干咳。舌红，苔黄厚，脉滑。停通便药后大便由 1 日二三行变为 2 日一行，足趾间起水疱为湿热下注，咽痒干咳为风犯肺系，治当调中和胃，清热化湿，疏风止咳。继续针刺第 2 组腧穴，操作如前。中药在上方基础上加减。

处方：

法半夏 10g	黄连 12g	黄芩 10g	炮姜 10g
炒栀子 10g	淡豆豉 10g	海螵蛸 30g	白及 10g
车前子 10g	茯苓 30g	滑石 30g	防风 10g
蝉蜕 10g	天花粉 15g	生甘草 10g	

7 剂，水煎服，日 1 剂。

方义：仍以黄连、黄芩、半夏、炮姜调中焦之气机；栀子、淡豆豉清热除烦；海螵蛸、白及养胃止酸；滑石、茯苓清热利湿；防风、蝉蜕祛风止痒；天花粉生津；生甘草健脾益气，清热止咳。

2019 年 6 月 14 日三诊：嘈杂大减，大便基本正常。足趾水疱已消，偶咽痒干咳。舌脉如前。

前方去防风、蝉蜕，加白豆蔻、佩兰芳香健脾行气。

按：此患者胃脘嘈杂为久病，落枕为新病。落枕以针刺解决，嘈杂则针药配合治疗。落枕治愈很快，嘈杂则需持续治疗。嘈杂治疗中又有新症出现，则需对症治疗。

颈椎病，肩袖损伤，头痛，不寐

钱某，女，34 岁。2018 年 11 月 15 日初诊。

颈项不舒连及肩背 1 年，加重 1 个月。长期伏案工作，颈项不舒时作，时常头痛，或枕后或头顶或两侧。头顶痛与睡眠不佳有关，两侧痛与月经来潮有关。眠差，入眠困难。近 4～5 个月来每月在睡眠中发作 1 次眩晕。另：双肩及上背部痛楚不舒，有时颈项后枕疼痛会连及双肩。MRI（2018 年 7 月）：①颈椎退变，C2/3、C3/4、C5/6 间盘变性；②双肩袖损伤，关节腔积液，喙突下滑囊积液。

查体：颈肌僵硬，可触及条索状物，压痛（＋），臂丛神经牵拉试验双（＋），双喙突及肩峰压痛（＋）。舌红胖，苔黄厚，脉弦细。

诊断：①颈椎病（椎动脉型＋神经根型）；②双肩袖损伤；③头痛，不寐（肝胆火盛，热扰心神）。

治疗：松解项肌，消炎止痛，清热宁心安神。

（1）针刀

松解颈椎，方法如前。

（2）神经阻滞

①定点：双侧肩峰、肱骨大结节、喙突。②消炎止痛液：2% 利多卡因 10mL＋地塞米松磷酸钠注射液 5mg＋注射用氯化钠 10mL。③操作：取 20mL 注射器抽取药液，分别在以上部位注射 2～3mL。

（3）中药——龙胆泻肝汤加减

处方：

龙胆草 10g	黄芩 10g	栀子 10g	醋柴胡 10g
炒白芍 10g	车前子 10g	生大黄 6g	生地黄 15g
菊花 10g	川芎 10g	赤芍 10g	淡竹叶 10g

7 剂，水煎分服，日 1 剂。

2018 年 11 月 22 日二诊：针刀治疗后颈项已舒。睡眠改善，入睡较前快。头痛明显缓解，肩痛亦缓解。但近 2 天头痛又加重，自诉为吃火锅后出汗当风所致，先头顶、右项、前额及双颞疼痛，后双目眶亦痛，伴恶心、呕吐，大便稀溏。眠差，入眠困难，早醒（4～5 点）。舌红胖，苔黄厚，脉弦细小数。此为外感风邪，太阳经输不利而致头痛，便溏为太阳阳明合病。

（1）中药——荆防败毒散合葛根芩连汤加减

处方：

防风 10g	荆芥穗 10g	川芎 20g	羌活 10g
藁本 10g	白芷 10g	柴胡 10g	葛根 12g
黄芩 10g	黄连 19g	蝉蜕 6g	天花粉 15g

5 剂，水煎分服，日 1 剂。

（2）针刺

风府、百会，双侧风池、头维、肩井、肩髃、臂臑、肩贞、曲池、合谷。

（3）刺络拔罐

大椎，双侧肺俞、心俞、膈俞、肝俞。

2018年12月1日三诊：针药治疗后肩痛项强缓解，头痛虽减轻，但仍发作，自诉没有忌口，仍嗜食辛辣。舌脉如前。以龙胆泻肝汤加减，嘱其禁食辛辣肥甘厚腻之品。

处方：

龙胆草10g   黄芩10g   生地黄15g   醋柴胡10g

炒栀子10g   北沙参15g   天花粉5g   川芎12g

菊花10g   淡竹叶10g   炙甘草10g

7剂，水煎分服，日1剂。

按：此患病症较多，当用不同方法分而治之。神经根型颈椎病针刀松解十分有效，一般1～2次即可解决问题。肩袖综合征需要静养，配合局部神经阻滞可以很快恢复。头痛及失眠因与肝胆火盛有关，故以中药龙胆泻肝汤加减清泻肝胆，宁心安神止痛。

颈椎病，腰腿痛，足跟痛，不寐，月经不调

栾某，女，36岁，驻外记者。2019年8月4日初诊。

颈项疼痛不舒10余年，腰痛10余年，右足跟腱痛10余年。长驻国外，工作量大，经常长时间扛摄影器材摄影采访，曾有跌仆外伤史，颈项腰骶均拘紧不舒疼痛，连及双肩臂及右下肢麻窜感，右足跟腱疼痛，需在足跟腱与鞋之间垫软物以缓解行走时的疼痛。头晕心慌时作，入睡困难，多梦易醒，纳呆食少，大便干，5～6日一行，有时甚至2周一行；月经不调，或1个月二行，或数月一行，现已2个月未行。身体消瘦，面白少华，精神萎靡。舌淡苔少而干，脉弦细。

腰椎CT：L4/5椎间盘膨出，L5/S1椎间盘向左后突出，腰椎轻度退变。

查体：项肌僵硬，压痛（+），臂丛神经牵拉试验双（+），背腰肌广泛压痛，腰椎4/5左侧压之放射感；右足跟腱外侧与跟骨附着处略肿并有压痛。

诊断思路：患者20余岁即被派驻国外，一直从事新闻报道工作，由于长期高负荷运转，积病日久，身心俱疲，此次因病痛难忍，特意请假回国寻求治疗。因工作性质需长时间使用摄影器材，且多次经历突发事件而致跌仆损

伤，颈腰椎病变在所难免，结合影像及体检可以确定有颈腰椎椎间盘病变，且压迫臂丛及坐骨神经。右足跟疼痛亦为长期劳损致局部无菌性炎症所致。由于长期精神紧张，自主神经功能紊乱，故出现相应的临床症状，如头晕、心慌、眠差、纳呆、便干以及月经紊乱等，中医学认为属气血两亏。

西医诊断：①颈椎病（混合型）；②坐骨神经痛（腰椎间盘突出症）；③足跟腱炎；④自主神经功能紊乱。

中医诊断：①项痹；②颈臂痛；③腰腿痛；④不寐（心脾两虚）；⑤月经不调（肝肾不足，冲任不调）。

治疗：益气养血，通络止痛。

（1）针刺

患者俯卧位，调神针法取穴及操作；双侧五脏俞＋膈俞；风府、大椎、命门，双侧风池、颈百劳、腰俞、照海、申脉。

（2）针刀

松解右跟腱。

①定点：在跟腱部找到压痛点定点。②常规消毒，局麻。③操作：选用直径 0.8mm 的 4 号针刀，刀刃与跟腱纵轴平行刺入，直达跟腱与跟骨的交界处，然后调转刀口 90°，与跟腱纵轴垂直，切割 2 刀后出针，创可贴覆盖针眼。嘱咐 48 小时避水。

（3）中药——八珍汤加减

处方：

炒白术 15g	茯苓 15g	党参 12g	当归 10g
川芎 10g	熟地黄 15g	白芍 10g	炒山药 30g
陈皮 10g	醋柴胡 10g	知母 15g	炒酸枣仁 30g
远志 10g	郁金 10g	莲子心 10g	黄芩 15g

颗粒剂 7 剂，水冲早晚服，日 1 剂。

2019 年 8 月 8 日二诊：颈项腰背疼痛不舒均明显减轻，右足跟腱疼痛消失。精神转佳，面现光泽，睡眠改善，纳食有增，大便日一行，质软，月经来潮，量少色黑。舌淡，苔薄白不干，脉弦细小数。诊断如前。

（1）针刺

前方加膻中、中脘，双侧天枢、气海、梁丘、血海、阴陵泉、承山、委中、八髎、内关、太溪。

（2）艾灸

选中脘、关元、气海。用艾条灸，每穴灸5分钟。

2019年8月11日三诊：患者精神好，面色有华，睡眠、饮食、大便均基本恢复正常，月经止，腹部无不适，气血渐充，气机和顺，体质增强。诊断如前，继续治疗。

（1）针刺

调神针法如前。

（2）针刀

针对手臂麻感行颈椎针刀松解术，术后手法牵引。治疗后麻感消失。

（3）中药——八珍汤加减

处方：

炒白术 10g	茯苓 15g	党参 12g	当归 10g
川芎 10g	熟地黄 15g	白芍 10g	炒山药 30g
陈皮 10g	醋柴胡 10g	知母 15g	炒酸枣仁 30g
远志 10g	莲子心 10g	天花粉 15g	炙甘草 10g

颗粒剂7剂，水冲早晚服，日1剂。

2019年8月18日四诊：颈项不舒及手臂麻窜感消失，整体情况明显改善。行腰椎针刀手术。术后腰腿痛症状消失。

继续以益气养血、疏肝和胃中药调理，经1个月的治疗患者体质及精神状态明显改善，遂恢复正常工作。

按：患者是以颈腰疼痛为主诉来就诊的，但身体状况极差。患者虽然年轻，却诸病缠身，如果不考虑其体质状况而贸然行针刀治疗，虽可暂时缓解疼痛，但必然伤其正气，因此应以扶正为先，祛邪次之。根据辨证考虑为气血两虚，以调神针法基本方加调理五脏的腧穴为主，加颈椎腰椎部腧穴。而针刀疗法则选择刺激量较小的跟腱松解术。当患者身体及精神状态已有明显改善后，再用针刀治疗颈椎病和腰椎病。这样根据患者的身体状况次第治疗较为稳妥。

带状疱疹

案1

王某，男，60岁，河北省张家口市人。2018年6月19日初诊。

左背、胁下及左腹疼痛月余。1个多月前患者上述部位出现刺痛，1天后出现疱疹，成簇分布，伴剧烈疼痛，当地医院诊断为带状疱疹。经治疗疱疹结痂并脱落，但疼痛未见缓解，夜间尤痛，严重影响睡眠，虽经当地多家医院治疗，但疼痛未见丝毫缓解。患者来诊时T恤衫下襟上卷至胸，言不敢放下接触皮肤，亦不敢吹风。局部大片色素沉着，面目红赤，口干口苦，口中异味，大便2～3日一行，质硬，排出不畅，溲少色黄。舌红，苔黄厚，脉滑数。

诊断思路：此患虽患带状疱疹，但疱疹已消而疼痛未已，故诊断应为疼痛而非疱疹，治疗目的在于止痛。从发病部位以及临床表现看，当为肝胆经受累。

西医诊断：带状疱疹后遗神经痛。

中医诊断：胁痛（肝经郁热，胆输不利）。

治法：清肝泄热，通络止痛。

治疗：

（1）针刺

局部围刺。双侧支沟、太冲、足临泣、阳陵泉。

（2）神经阻滞

以20mL注射器抽取2%利多卡因10mL+地塞米松磷酸钠注射液5mg+腺苷钴胺1.5mg+生理盐水10mL，换用60mm一次性注射针头，与皮肤表面成3°～5°角刺入疱疹及疼痛部位，做扇面注射。每日1次。连续7天。

（3）中药——龙胆泻肝汤合活络效灵丹加减

处方：

龙胆草15g	黄芩10g	柴胡10g	生大黄6g
生地黄15g	当归10g	丹参10g	制乳香10g
制没药10g	赤芍10g	天花粉15g	

配方颗粒剂7剂，每日1剂。

2018 年 6 月 26 日二诊：疼痛有所缓解，疼痛范围减小，可夜间睡眠。面目不似前红赤，舌红，苔黄，脉弦，大便日一行，质软，排出畅，尿色变浅。诊断如前。

继续以上法治疗。

处方：

龙胆草 15g	黄芩 10g	柴胡 10g	生地黄 15g
当归 10g	丹参 10g	制乳香 10g	制没药 10g
赤芍 10g	天花粉 15g	麦冬 30g	

配方颗粒剂 7 剂，每日 1 剂。

3 天后疼痛明显减轻，已可放下 T 恤衫，亦不畏风。二便正常。

又经过 3 天治疗，疼痛消失。

按：带状疱疹的两大症状为皮肤疱疹与疼痛，发病之初患者多因疱疹严重而首选皮肤科就诊，而按疾病分类法也将此病归为皮肤病。皮肤科医生则长于疱疹治疗而对于疼痛的治疗不够专业，这样往往造成了疱疹已愈而疼痛仍迁延不愈。其实疼痛是更需要认真对待的症状，因为皮肤疱疹是一种自限性症状，即使不治疗也会自行缓解，而疼痛则不会随着疱疹的治愈而同时消失。带状疱疹病毒感染引起的疼痛为神经病理性疼痛，其发病机制十分复杂，牵涉多种因素，如果不能及时止痛，会形成从中枢到周围、从周围到中枢相互影响的恶性循环，治疗十分棘手，因此本病的治疗应当首选疼痛科。神经阻滞是治疗此类疼痛的有效方法，根据我的临床经验，甫一发病便选用此法 7 ~ 10 天便可止痛。若配合刺络拔罐法及辨证使用中药则效果更佳。

案 2

李某，男，81 岁。2018 年 8 月 7 日初诊。

右腰及右腹起疱疹及疼痛 1 天。昨晚觉上述部位刺痛感，局部起红疹，夜尿 3 ~ 4 次，腹胀，呃逆，夜间发作频繁。纳可，大便 1 ~ 2 日一行。胆切除 30 余年，前列腺手术 7 年。

查体：右腰及右腹成片状红疹，抚之碍手，疼痛。舌红苔黄厚，脉滑小数。

西医诊断：带状疱疹。

中医诊断：缠腰龙（湿热阻络）。

治疗：

（1）刺络放血

用采血针在疱疹处密集点刺，然后拔罐放血。

（2）神经阻滞

方法如前。连续 7 天。

（3）中药——龙胆泻肝汤加减

处方：

龙胆草 15g	黄芩 10g	醋柴胡 10g	川楝子 10g
延胡索 10g	茯苓 30g	滑石 30g	黄连 10g
枳实 12g	法半夏 10g	佩兰 10g	白豆蔻 10g

7 剂，水煎分服，日 1 剂。

2018 年 8 月 17 日二诊：疼痛明显减轻，水疱渐结痂。大便 3～4 日一行，排出不畅；胃脘胀满，呃逆。舌红，苔黄，脉滑。诊断如前。

治疗：

（1）针刺

局部阿是穴。

（2）神经阻滞

如前，隔日 1 次，共 3 次。

（3）中药——厚朴三物汤加味

处方：

厚朴 15g	枳实 10g	生大黄 6g	黄连 10g
川楝子 10g	龙胆草 10g	天花粉 30g	玄参 15g
延胡索 10g	红花 10g	当归 10g	炙甘草 10g

7 剂，水煎分服，日 1 剂。

2018 年 10 月 12 日三诊：诉上次疗程结束后疼痛基本消失，仅右前腹下 2cm 处一点偶有疼痛。现腹时胀，大便 2 日一行，排出不畅，目眵多，口干欲饮，夜间尤甚。舌红，苔中黄厚略腻，脉滑数。

诊断：①带状疱疹后遗神经痛；②便秘（肠燥血虚）。

治疗：

（1）针刺

局部阿是穴。气海、关元，双侧天枢、支沟、上巨虚。

（2）中药

处方：

枳实 10g	生大黄 6g	黄柏 10g	黄芩 10g
栀子 10g	火麻仁 10g	桃仁 10g	麦冬 15g
全瓜蒌 30g	炮姜 10g	陈皮 10g	槟榔片 6g

7 剂，水煎分服，日 1 剂。

按：带状疱疹急性期治疗很关键，刺络拔罐放血对于疼痛及皮损改善十分有效，因其可迅速排出皮损处的炎性致痛物质，大大减轻炎性刺激，故对早期带状疱疹的治疗极有价值。

舌胀

欧某，女，34 岁。2019 年 1 月 27 日初诊。

舌胀不舒 20 余日。去内蒙古旅游食用羊肉后出现舌肿痛，并伴双唇肿痛如灼。现舌唇已不痛，但舌仍肿胀，溢满口腔，味觉减退，口干，下唇内似有异物感。平素腹胀便溏，下肢冷感。另因工作性质需久立，腰痛 5 年，挺腰时酸痛，有时刺痛，弯腰下蹲觉舒，无下肢窜麻感，久坐久卧立起时腰下坠感。

查体：舌体胖大，两侧齿痕，舌边红，苔薄黄。腰椎两侧压痛（＋），第三腰椎左侧横突压痛明显，直腿抬高（－）。苔薄黄，脉缓。

诊断思路：舌体肿大当诊为舌肿。中医学认为，舌为心之苗，脾其华在唇，连舌本散舌下，心脾有热可致舌唇肿胀。但该患为何食用羊肉后出现口舌症状？当与其平素体质有关。平素腹胀便溏，下肢冷感，似为脾肾阳虚之证。如果确为脾肾阳虚则羊肉温补之品正当食用，然致此症，可知其原本为上热下寒之证。因中焦气滞，脾运失常，清气不生，浊气不降，热在上焦，不运于下，食辛温肥腻之品则中焦气滞更甚，上焦之热更炽，遂现口舌之症。腰痛不伴下肢症状，直腿抬高试验（－），不考虑坐骨神经痛。腰椎两侧压痛（＋），且腰三横突处压痛明显，似可诊为腰三横突综合征。

诊断：①舌肿（中焦气滞，上热下寒）；②腰痛（腰三横突综合征，髂腰肌损伤）。

治疗：

（1）中药——甘草泻心汤加减

处方：

| 炙甘草 15g | 法半夏 10g | 黄连 10g | 黄芩 10g |
| 干姜 6g | 党参 12g | 炒白术 10g | 炒山药 30g |

配方颗粒剂 7 剂，每日 1 剂。

（2）针刀

松解腰肌及腰三横突。

（3）针刺

①刺络放血：以采血针在大椎，双侧肺俞、膈俞放血后拔罐；双侧商阳穴放血，挤出指血 5 滴。②刺舌体：患者张口，医者左手持消毒纱布捏住舌体向外拉出，右手持 2 寸毫针在舌体两侧及中间各斜刺一针，深度为 1 寸，留针 15 分钟，留针期间患者合口，将针含在口中。

2019 年 2 月 3 日二诊：患者诉治疗后舌肿很快缓解，口腔无溢满感，腰痛亦止。

继续上方服用 7 剂。

随访服药后腹胀便溏消失。

按：此为中药、针刺和针刀结合之案例。《诸病源候论·虚劳舌肿候》曰："心候舌，养于血，劳伤血虚，为热气所乘，又，脾之大络出于舌下。若心脾有热，故令舌肿。"《诸病源候论·舌肿强候》曰："手少阴为心之经，其气通于舌；足太阴脾之经，其气通于口。太阴之脉起于足大指，入连舌本。心脾虚，为风热所乘，邪随脉至舌，热气留心，血气壅涩，故舌肿。"治疗当以辛开苦降之甘草泻心汤通调中焦气滞，健脾和中，俾气机和顺，三焦通利，则上焦热可退，中焦胀可消，下焦寒可温。若将口舌肿痛辨为热证而径用清热之剂，则必将更伤脾胃，中焦气滞更甚。另在大椎、肺俞、膈俞放血，清热通滞；商阳放血通手阳明经，改善下唇症状；舌体毫针针刺通络消肿；针刀则解决腰痛问题。治疗后舌肿立消，口腔无塞满感，腰痛亦缓解。